DE LA

SEPTICÉMIE CHIRURGICALE AIGUË.

DE LA
SEPTICÉMIE CHIRURGICALE AIGUË

PAR

ALBERT BLUM

DOCTEUR EN MÉDECINE

LAURÉAT DE LA FACULTÉ DE MÉDECINE DE STRASBOURG,

INTERNE DES HÔPITAUX DE PARIS,

MEMBRE CORRESPONDANT DE LA SOCIÉTÉ ANATOMIQUE.

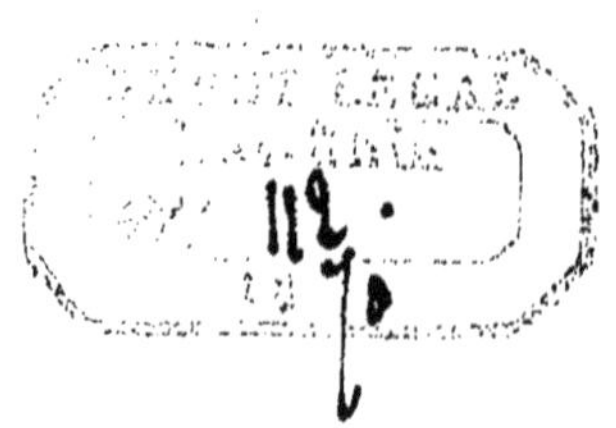

STRASBOURG

TYPOGRAPHIE DE G. SILBERMANN

1870

DE LA

SEPTICÉMIE CHIRURGICALE AIGUË.

INTRODUCTION.

Depuis longtemps les chirurgiens avaient vu des complications graves, mortelles, succéder à des traumatismes en apparence très-bénins. Les uns se sont bornés à enregistrer les faits; d'autres ont cherché une explication, et, s'aidant de l'analogie et du raisonnement, ont émis l'hypothèse qu'un certain nombre de ces accidents devraient être attribués à la pénétration dans l'économie de substances délétères.

Dans ce travail, nous nous proposons d'étudier ces accidents dans leur ensemble et de voir jusqu'à quel point on peut admettre les explications qu'on en a données.

Un blessé, par le fait de sa blessure, soit par suite de son contact avec le milieu ambiant, peut se trouver exposé à l'action de substances septiques.

Ces substances peuvent se diviser, d'après leur mode de production, en plusieurs classes :

1° Substances excrémentitielles, anormalement retenues dans l'organisme et occasionnant les affections connues sous le nom d'*urémie, cholémie, ammoniémie* etc.

2° Substances septiques formées sur place par suite de certaines altérations encore mal définies des éléments anatomiques (inflammation, suppurations, gangrènes).

3° Substances septiques développées en dehors du malade et absorbées par lui (miasmes).

Abandonnant la première catégorie de ces substances, dont l'étude donne lieu à des considérations spéciales, nous avons cherché, dans ce travail, à étudier l'action sur l'économie des deux autres classes de matières septiques.

Si l'on excepte les solutions de continuité qui portent exclusivement sur les tissus rudimentaires, toute lésion traumatique abandonnée à elle-même présente, depuis le moment de sa production jusqu'à celui de sa terminaison, une série de phénomènes qui apparaissent ou se succèdent dans un ordre déterminé et dans des proportions définies [1]. Ils sont normaux, indispensables. En voici la liste sommaire :

1° Solution de continuité (écartement des bords).

2° Ouverture des cavités contenant des fluides (hémorrhagie, écoulement de divers fluides, tels que la lymphe, l'urine, la bile etc.).

3° Lésion des nerfs (douleur, modifications diverses de l'innervation).

4° Hémostase spontanée.

5° Travail de réparation, qui se compose d'actes multiples et successifs : néoplasie conjonctive, suppuration etc.

Dans le cours de ce processus se passent deux phénomènes très-importants.

A. Par le fait de la solution de continuité, les éléments anatomiques se trouvent exposés au contact de substances organiques

---

[1] Nous ne faisons allusion ici qu'aux plaies exposées. Les plaies sous-cutanées, ou, pour employer l'expression de M. Verneuil, les plaies *interstitielles* ne diffèrent pas fondamentalement des autres, mais elles s'en séparent par quelques caractères qu'il n'entre pas dans notre sujet de faire ressortir.

ou inorganiques, qui exercent sur eux une action plus ou moins délétère et en déterminent presque fatalement la mortification. Nous verrons plus tard qu'on est jusqu'à présent peu renseigné sur la nature intime des substances ainsi produites.

Outre ces tissus nécrosés, subissant un travail de putréfaction, nous trouvons encore en contact avec la plaie une couche liquide, à laquelle on a donné le nom de *pus*. Ce liquide peut subir diverses altérations, qui ont attiré l'attention des observateurs. On a été surtout frappé de la fétidité acquise par le pus lorsque ce liquide a un écoulement difficile et qu'il se trouve en contact avec l'air, et on a reconnu, dans ces cas, la présence d'un certain nombre d'agents chimiques, que l'on retrouve dans les substances putréfiées (hydrogène sulfuré, ammoniaque, sulfhydrate d'ammoniaque etc.).

Si à ces produits divers nous ajoutons les corps qui servent aux pansements, nous voyons que la plaie peut se trouver en contact avec des substances septiques variées. Chaque fois que ces poisons pénétreront dans l'économie, ils détermineront une série d'accidents généraux à symptômes propres et compromettant plus ou moins l'existence.

B. Le contact des substances étrangères et des matières presque instantanément produites à la surface de la plaie, la blessure des nerfs, l'action néoplasique par exagération du travail nutritif, provoquent à peu près inévitablement dans le tissu blessé une irritation. Très-fréquemment, sous des influences diverses, cette irritation passe à l'état d'inflammation, et prend, selon les tissus qu'elle affecte, les noms de *phlébite, lymphangite* etc.

Bien que nous séparions le travail inflammatoire de celui de décomposition, il est impossible de méconnaître que l'inflammation pure, classique, légitime, ne soit capable d'adultérer les humeurs, en particulier le sang, et de donner lieu à des phénomènes fébriles.

Ces phénomènes ne se laissent pas facilement distinguer de ceux qu'engendre l'absorption de produits toxiques; nous pensons cependant qu'il est utile, en théorie du moins, d'en maintenir la distinction.

Nous ne nous occuperons ici que de la septicémie aiguë.

Nous avons commencé par résumer les connaissances actuelles sur la substance septique et son mode de pénétration dans l'organisme. La deuxième partie s'occupe de l'étude expérimentale de la septicémie. Les expériences qui se rattachent à notre sujet sont nombreuses et variées; nous avons nous-même fait une série d'injections sur des animaux, mais uniquement dans le but de contrôler les résultats annoncés par les différents auteurs.

L'étude clinique forme la troisième partie. Elle m'a été facilitée par les conseils de mon excellent maître, M. Verneuil, auquel je suis heureux de pouvoir témoigner ma reconnaissance. Je remercie également M. le professeur Richet de l'obligeance avec laquelle il a mis ses notes à ma disposition.

Définition.

Sous le nom de *septicémie traumatique aiguë* (σηπειν, corrompre ; αἷμα, sang), nous comprenons les accidents aigus dus à l'introduction dans l'économie du blessé de produits de putréfaction.

Ces produits sont le résultat du traumatisme (*septicémie autochthone*), ou bien sont répandus dans le milieu ambiant (*septicémie hétérochthone*).

Nous avons préféré le terme de *septicémie* ou *septicohémie* (Piorry) pour désigner l'ensemble des accidents qui nous occupent, parce qu'il ne préjuge rien sur la nature intime de ces accidents.

Infection putride est un terme impropre. Pour qu'un virus soit infectieux, il faut :

1° Qu'il passe spontanément du sujet contagifère dans le milieu ambiant ;

2° Que, du milieu ambiant, le virus passe de lui-même dans l'organisme des sujets sains exposés à l'action de ce milieu et les infecte ainsi à leur tour.

Si c'est là un des modes d'action possibles des substances septiques sur l'organisme, il est controversé, et, en tous cas, il ne comprend pas tous les mécanismes par lesquels le blessé peut s'intoxiquer.

Le terme *ichorrhémie* a été employé pour désigner seulement les phénomènes résultant de l'absorption de pus louable ou plus ou moins altéré. Aussi certains auteurs l'emploient-ils comme synonyme de pyohémie (Weber). La septicémie, au contraire, pour nous, est le produit de l'absorption de toute espèce de substances putrides (pus plus ou moins altéré, tissus nécrosés etc.).

La *fièvre hectique* peut être due à de la septicémie ; mais elle a aussi d'autres causes. Ce terme ne pourrait, en tous cas, servir qu'à désigner la septicémie chronique.

Enfin, nous avons rejeté le terme de *fièvre septicémique* employé par différents auteurs, parce que la fièvre n'est pas l'accompagnement nécessaire et forcé de la pénétration dans l'économie de substances septiques.

Historique.

Comme pour beaucoup d'autres affections, on a recherché dans l'antiquité des ancêtres à la septicémie. Hippocrate[1] et Celse[2] font mention de fièvres succédant aux blessures. Mais tous les passages que l'on cite de ces auteurs à ce sujet sont obscurs et sans importance. Baglivi inocula la fièvre à plusieurs animaux, en injectant dans leurs veines des substances âcres, irritantes. Haller[3], le premier, a tué des animaux en leur injectant dans les veines de l'eau putride.

Vacca Berlinghieri[4] écrit, en 1781, un traité sur les maladies putrides, et Bilguer, en 1782, s'occupe des fièvres putrides dans les armées.

Mais c'est à Gaspard (1822) que doit revenir tout l'honneur de l'étude de l'infection putride. Ses travaux sont remarquables à tous égards ; les expériences y sont décrites avec beaucoup de soin et d'exactitude, et l'on peut dire que, malgré les perfectionnements apportés à nos procédés d'investigation, les résultats qu'il a obtenus sont restés incontestés dans leur ensemble.

Gaspard faisait ses recherches à un point de vue tout à fait gé-

---

[1] *Prædict*, II, 20.
[2] *De re med.*, liv. V, sect. 26, et liv. III, sect. 3.
[3] *Physiol.*, t. III, p. 154.
[4] *Considerazione interno alle mallatie ditte volgarmente putride*. Lucca 1781.

néral : il travaillait dans le but de réagir contre le solidisme exclusif qui régnait alors dans la science, et afin de rendre aux fluides des priviléges dont ils étaient dépossédés. Il rapporte les affections putrides à trois espèces :

1º Diathèse putride, particulière, spontanée, individuelle, constitutionnelle. A cet état se rapportent le scorbut, la pustule maligne, le charbon, la dysenterie, la gangrène, la fièvre adynamique sans cause connue.

2º Absorption des substances putrides. Ce sont les typhus endémiques des prisons, des hôpitaux, des armées, les dysenteries putrides, les fièvres putrides des villes, des amphithéâtres d'anatomie, les fièvres pernicieuses causées par les effluves marécageux, la fièvre gangréneuse par seigle ergoté; la maladie grave produite par le venin des reptiles, le scorbut résultant de l'usage de viandes corrompues et d'eaux putréfiées, la pourriture d'hôpital, les anthrax et autres affections gangréneuses ou charbonneuses.

3º La chaleur atmosphérique qui tend à putréfier l'économie animale, peste, fièvre jaune, choléra, divers typhus, épizooties charbonneuses, certaines dysenteries etc.

Les expériences de Leuret, Trousseau et Dupuy, Hamont, Bouillaud furent dirigées dans le même sens que celles de Gaspard.

M. Bouillaud, en 1826, dans son *Traité des fièvres*, rapporte une série d'observations d'infection putride à la suite de phlegmasies extérieures terminées par suppuration ou gangrène. Il appelle fièvres putrides de l'ordre chirurgical ou traumatique celles qui puisent leur origine dans un foyer extérieur de septicité. Ces mêmes idées se retrouvent dans tous les ouvrages publiés depuis ce temps par le savant professeur.

Les travaux et les expériences de Ribes, Dance, Maréchal furent faits surtout au point de vue de l'infection purulente. Ils furent nuisibles à l'élude de la septicémie, plutôt qu'utiles, parce que leurs expériences faites avec des substances non filtrées ne donnaient que des résultats complexes.

Nous citerons encore le travail remarquable de Castelnau et Ducrest, bien qu'il fût fait à un autre point de vue.

M. Sédillot, dans son excellent *Traité sur l'infection purulente* (1849), a envisagé la question sous toutes ses faces. Il a varié ses expériences de mille manières en injectant dans le sang des substances inertes, du pus, de la sérosité purulente, des liquides putrides. Pour lui, la purulence est le trait distinct de la pyohémie, tandis que la gangrène dénote essentiellement la nature de l'infection putride.

Si l'élément putride introduit dans le sang est abondant et très-actif, il y a septicopyémie, et la mort a lieu avant le développement d'aucune lésion matérielle appréciable.

Virchow multiplia encore ces expériences et traça une séparation trop nette peut-être entre les fièvres pyémiques et septicémiques.

Depuis cette époque, divers expérimentateurs ont étudié la question sous toutes ses faces. Nous aurons l'occasion d'analyser dans le cours de ce travail les belles recherches de Stich, Panum, Busch, Weber, Bergmann etc., et les remarquables études de Pasteur, Davaine, Coze et Feltz etc.

Au point de vue clinique, on trouve des matériaux épars çà et là dans des travaux publiés dans un autre but. Cependant, en Allemagne, nous trouvons les mémoires de Billroth, Weber, Roser sur ce sujet.

Billroth étudie surtout la septicémie au point de vue de la température, et il la range parmi les fièvres traumatiques secondaires. Il soutient la théorie qui attribue les accidents à la pénétration dans le sang d'une substance chimique gazeuse ou liquide provenant d'un foyer primitif purulent ou putride.

L'opinion de Weber se rapproche beaucoup de celle de Billroth. Roser est plutôt partisan de la septicémie spontanée, pensant que les substances toxiques proviennent de l'extérieur et pénètrent dans l'économie par contagion ou miasme.

L'article du *Compendium de chirurgie*, de Pitha et Billroth, rédigé par Hüter, fournit de précieuses indications bibliographiques.

En France, nous avons trouvé des documents précieux dans les travaux de MM. Gosselin, Verneuil, Maisonneuve, Sédillot, Bœckel etc.

Essentiellement française à son début, la question de la septicémie a été reprise par les Allemands dans ces dernières années. Nous nous associons à M. Bouillaud pour revendiquer pour la science française les principales découvertes faites dans cet ordre d'idées.

Étude de la substance septique.

Tout à fait incompétent dans la question du travail intime qui se fait dans les tissus organiques lors de la putréfaction, nous nous bornerons à résumer l'opinion des chimistes et des micrographes sur ce sujet.

Depuis des siècles on parle de l'absorption de matières putrides, de putréfaction de pus; mais ce n'est guère que dans ces dernières années que l'on a cherché à spécifier ce qu'il faut entendre sous le nom de *putréfaction*. Si la question a été presque élucidée par les chimistes et les micrographes, nous verrons qu'au lit du malade on n'est point encore parvenu à définir ce qu'il faut entendre par *substance putride*.

« Lorsque des matières azotées neutres, animales ou végétales, pures ou mélangées d'autres substances humides, sont au contact de l'air, elles absorbent l'oxygène et rejettent l'acide carbonique; dès lors elles sont devenues corps catalytique ou ferment.

Ce ferment agit bientôt sur les parties contiguës en même temps que l'air; dès lors les phénomènes de fermentation se trouvent modifiés par l'action de l'oxygène, qui intervient directement pendant toute la durée du phénomène, et il y a ce qu'on appelle *putréfaction* » (Robin et Verdeil, *Chimie anatomique*, tome I, p. 525).

Les principaux produits de la putréfaction sont : l'ammoniaque pure ou combinée avec les acides carbonique, lactique, butyrique etc. (acides répondant à la formule $HO\,C_{2n}\,H_{2n-1}\,O^2$), la lecine, la tyrosine, l'hydrogène sulfuré etc.

On a surtout étudié le pus au point de vue de la putréfaction en prenant la fétidité comme caractère essentiel. Quelquefois le pus fétide peut se montrer dans des collections qui n'ont pas encore été mises au contact de l'air. Le cas est rare, mais n'est pas impossible. Les abcès se trouvent alors au voisinage des cavités muqueuses, dans lesquelles pénètrent l'air ou des gaz de nature diverse.

Il n'est pas irrationnel d'admettre avec Bérard que par endosmose l'air ou les gaz traversent la membrane qui limite l'abcès, et que le contact de l'air avec le pus en détermine consécutivement l'altération.

Les cas de beaucoup les plus fréquents dans lesquels on rencontre du pus fétide, sont ceux qui résultent de la stagnation du liquide dans un foyer où l'air a un libre accès. Le contact de ces deux fluides semble indispensable à la production de la fétidité.

Le pus fétide tient en dissolution plusieurs des produits de la décomposition putride des matières animales. La présence de l'hydrogène sulfuré dans ces abcès se reconnaît de plusieurs manières. On place du pus fétide dans un vase, on chauffe légèrement, et en exposant à sa vapeur des papiers trempés dans des solutions de plomb, de mercure, d'antimoine etc., on obtient les réactions caractéristiques (Bonnet). Tout le monde connaît la coloration noire des instruments en argent mis en contact avec du pus fétide : elle est due à la production de sulfure d'argent.

L'ammoniaque est la cause principale de l'alcalinité du pus fétide (une baguette de verre trempée dans de l'acide chlorhydrique et placée au-dessus d'un vase contenant du pus fétide laisse immédiatement dégager une vapeur blanche). C'est sur la production de cet alcali que d'Arcet a fondé sa théorie sur l'infection purulente.

Le sulfhydrate d'ammoniaque produit dans le foyer expliquerait, d'après Bérard, la teinte noire que présentent les parois de certains abcès par congestion. Bonnet dit avoir rencontré ce corps dans le sang de malades qui ont succombé à la résorption purulente.

Nous ajouterons que la fétidité n'est pas l'accompagnement forcé et obligatoire de la putridité; nous avons déterminé des symptômes d'intoxication et la mort chez des lapins, avec des substances putréfiées complétement dépourvues d'odeur.

Nous n'entrerons pas dans le détail des nombreuses circonstances, telles que la température, le milieu ambiant etc., qui peuvent accélérer, retarder ou arrêter ce travail de putréfaction.

Des belles recherches de M. Pasteur[1] il résulterait que la putréfaction est déterminée par des ferments organisés, du genre *vibrio*. Dans le liquide qui entre en putréfaction, on constate l'apparition de petits infusoires du genre *monas crepusculum* et *bacterium termo*. Ces organismes se nourrissent d'oxygène, puis ils meurent et tombent au fond du vase. Alors seulement commencent à se montrer les vibrions-ferments, qui n'ont pas besoin d'oxygène pour vivre, et la putréfaction commence.

Lorsque la substance putrescible se trouve en contact avec l'air, les monades et les bactéries peuvent continuer à se dévelop-

---

[1] *Comptes rendus de l'Académie des sciences*, 1863, p. 1189.

12

per et venir former à la surface du liquide une mince pellicule
qui empêche le contact de l'air. D'après M. Pasteur, les bactéries
absorberaient l'oxygène, et les vibrions l'acide carbonique. Dans
cette théorie, la gangrène serait « l'état d'un organe ou d'une
partie d'organe conservé, malgré la mort, à l'abri de la putréfaction et dont les solides et les liquides réagissent chimiquement
en dehors des actes normaux de la nutrition.»

Les tissus gangrénés ne deviendraient substance putride qu'a-
près le développement des vibrions.

M. Lemaire admet deux classes de ferments. La première serait composée des microphytes et des microzoaires déterminant
les fermentations spontanées et donnant aux virus et aux miasmes
leurs propriétés. Dans la seconde se trouvent les ferments chimiques agissant en vertu de l'affinité (venins, certaines matières
azotées etc.). D'après cet auteur le *bacterium termo* et le *vibrion
linéole* sont le même animal à un degré différent de développement; ils ne peuvent donc jouer le rôle opposé qne leur prête
M. Pasteur. Dans les discussions élevées à ce sujet, l'Académie
s'est rangée à l'opinion de M. Pasteur.

On peut dire que jusqu'à présent les auteurs qui ont étudié la
question sont séparés en deux camps. Les uns pensent que les diverses altérations du sang désignées sous les noms de *variole*,
fièvre typhoïde, *septicémie* etc., sont dues à des éléments figurés
de nature différente.

Les autres considèrent ces éléments comme uniques et secondairement développés. M. Hallier, dans ses derniers travaux, pense
qu'il est un corpuscule animé (il ne dit pas s'il est animal ou vé-
gétal), qui serait le point de départ de tous les autres. Ce corpuscule, *penicillium crustaceum*, aurait la forme d'un bâtonnet, sur
lequel peuvent naître des germes qui, en se détachant, formeraient
les bacterium (*termo* ou *monas*). L'association des germes entre
eux formerait des corpuscules sous forme de chapelets (*leptothrix*).

L'oïdium, qui peut être considéré comme le dernier terme de toute cette série de production ne serait autre chose qu'une transformation du leptothrix.

Faut-il ranger l'ensemble des phénomènes produits par l'introduction dans l'économie de substances septiques parmi les affections produites par des ferments non figurés, en général non contagieuses et non miasmatiques parce que la cause ne se reproduit pas, ou bien parmi les affections dues à des virus le plus souvent figurés, contagieuses et souvent miasmatiques?

Des expériences contradictoires ont été faites à ce sujet, et les deux opinions comptent leurs partisans.

En 1864, M. Davaine résumait le résultat de ses premières expériences dans la proposition suivante : les effets des substances putréfiées ne vont pas au delà de l'animal chez lequel on injecte ces substances; l'agent toxique des matières putrides ne se régénère pas; en un mot, la putréfaction agit sur l'économie animale comme un poison.

Telle est également l'opinion de M. Robin, exprimée dans un Mémoire lu à la Société de biologie (1868) :

« L'altération des humeurs et des tissus sur le cadavre donne lieu à l'état virulent qui cause les accidents attribués aux piqûres anatomiques. La putridité, au contraire, est un mode d'altération de la substance organisée mortifiée, qui succède graduellement à son état virulent cadavérique. La putridité n'est pas de la virulence, elle la détruit même lorsqu'elle est arrivée à un certain degré. »

La putridité, d'après le même professeur, commence lorsqu'aux dépens des éléments chimiques des substances organiques qui se décomposent, se forment des carbonate et sulfhydrate d'ammoniaque, des traces d'hydrogène phosphoré et carboné associés à des acides gras volatils, tous composés chimiques définis. Elle ne saurait, par conséquent, être confondue, dans sa nature ni dans ses effets, avec la virulence provenant d'un simple changement isomérique.

C'est ainsi que la putridité détruit ou modifie beaucoup le caractère de la virulence, parce qu'elle est le résultat de la décomposition des substances organiques.

Les effets de la putridité sur l'économie sont à peu près proportionnés à la quantité de la matière putride, et disparaissent avec elle, comme lorsqu'il s'agit d'un poison dont les matières putrides représentent une espèce particulière; mais ces dernières n'ont pas, comme les substances virulentes, une action qui se continue et se propage, comme état local et comme état général, d'une manière prolongée et graduelle.

Cependant, dès 1827, nous trouvons l'expérience suivante due à Hamont[1]. Il injecta à un cheval du pus fétide pris dans un abcès gangréneux d'un autre cheval et fit une transfusion après trois jours à un troisième cheval. Le premier mourut le quatrième jour, en présentant des ecchymoses dans les muscles, l'intestin, les reins, le cœur, et des abcès du poumon. Le second mourut le cinquième jour, en présentant à peu près les mêmes lésions.

En 1864, Weber fait voir, par une série d'expériences, que le sang d'animaux atteints d'infection putride possède des propriétés infectieuses.

En 1866[2], MM. Coze et Feltz démontrent non-seulement que les vibrions de la putréfaction se produisent dans le sang pendant la vie de l'animal, mais que l'inoculation de ce sang à d'autres animaux reproduit des vibrioniens et détermine la mort d'une manière plus certaine que la première matière putride injectée. Pour ces expérimentateurs, les bactéries de l'infection putride

---

[1] *Journ. prat. de médec. vétérinaire*, 1827, p. 481.
[2] *Gaz. méd. de Strasbourg.*

appartiendraient aux genres *Bacterium punctum* et *Bacterium catenula* de Dujardin. Elles mesureraient $0^m,0016$ de largeur et $0^m,004$ à $0^m,02$ de longueur.

M. Raimbert, dans son *Traité de la pustule maligne*, rapporte un certain nombre d'expériences à l'appui de l'opinion de MM. Coze et Feltz.

M. Davaine, dans une communication récente, revient sur sa première opinion et pense que la maladie déterminée par l'inoculation du sang putréfié est contagieuse. « Un cobaye étant mort à la suite de l'injection d'une goutte de sang de bœuf putréfié, le 26 juillet 1868, deux gouttes de son sang, prises dans le cœur aussitôt après la mort, furent injectées dans l'épaisseur de la paroi abdominale d'un autre cobaye; celui-ci mourut au bout de vingt-sept heures. Une demi-heure après la mort, deux gouttes de sang du cœur sont injectées à un autre cobaye, qui meurt au bout de vingt-deux heures. Trois autres cobayes furent successivement inoculés les uns des autres, avec des résultats semblables. » (Acad. des sciences, 25 janvier 1869.)

Tous ces travaux sont très-intéressants et ne sauraient être trop encouragés. Mais, au point de vue pratique, ils sont loin d'avoir donné la solution du problème qui nous occupe. Nous verrons, à l'étude clinique, que certaines affections septiques se rapprochent, sous bien des rapports, des affections virulentes. Mais nous voyons également d'autres cas où les accidents dus à la résorption de matières putrides cessent aussitôt qu'on désinfecte la plaie ou qu'on favorise l'écoulement sanieux. Ces derniers accidents se laissent difficilement compter parmi les accidents virulents.

De nombreuses recherches ont été entreprises dans le but de déterminer quelle est la partie active de la substance septique.

Dès 1822, Gaspard injecta dans les veines certaines substances qui se développent pendant la putréfaction : acide carbonique, hydrogène sulfuré, hydrogène, ammoniaque. Les trois premières substances n'eurent aucune action notable sur l'organisme; les quelques légers symptômes qui apparurent ne pouvaient être attribués à l'intoxication putride. L'ammoniaque, au contraire, amena toujours la mort en produisant des hémorrhagies intestinales. Gaspard conclut de ses expériences peu nombreuses que l'ammoniaque a une influence sur la production des accidents septicémiques.

Boyer (1834) pense que les principes délétères du pus se trouvent principalement dans la portion soluble de ce liquide.

Billroth[1] a cherché à déterminer les effets produits sur l'organisme par les diverses substances qui se formaient pendant la putréfaction. Dans ce but, il fit faire par Hufschmidt une série d'injections dans le tissu cellulaire, avec l'hydrogène sulfuré, le sulfure de carbone, le sulfhydrate d'ammoniaque, la leucine, le cabonate d'ammoniaque. Il obtint les résultats suivants:

L'hydrogène sulfuré, le carbonate et le sulfhydrate d'ammoniaque n'eurent aucune action. Le sulfure de carbone amena une légère élévation de la température. La leucine, dans trois expériences, détermina une élévation rapide de la chaleur (un degré environ).

Le sulfhydrate d'ammoniaque donna lieu à un abcès dans l'endroit où fut faite l'injection; le carbonate d'ammoniaque détermina la gangrène. Aucune altération locale à la suite de l'injection des autres substances.

En injectant à plusieurs reprises du carbonate d'ammoniaque dans la veine jugulaire, ces expérimentateurs obscrvèrent un abaissement de la température de 2° à 4°. Il fut impossible d'arriver aux mêmes résultats avec l'urée, les sédiments d'urine alcaline, l'hydrogène sulfuré, le sulfure de carbone, l'acide acétique, la sérosité putride.

---

[1] *Archiv für klin. Chirurgie*, t. VI, 1864, p. 103.

De toutes ces recherches, Billroth conclut que le poison pyrogène et phlogogène de la sérosité putride et du pus est de constitution moléculaire.

L'auteur a oublié que ces substances peuvent être éliminées par le poumon avant de pénétrer dans le système artériel, et manifester leur effet toxique, ainsi que le démontrent les expériences de Claude Bernard avec l'hydrogène sulfuré.

Plus récemment, Beck a démontré que le carbonate d'ammoniaque a des propriétés toxiques très-marquées.

Weber fit une série d'expériences dans le même but que Billroth; seulement les injections furent faites directement dans le sang :

1º L'hydrogène sulfuré produit une élévation notable de la température et détermine des affections diphthéritiques de l'intestin analogue aux inflammations septiques.

2º Le sulfhydrate d'ammoniaque amène la même action, mais seulement à la suite d'injections répétées.

3º L'acide butyrique ne donne qu'exceptionnellement du catarrhe intestinal.

Nous ne nous étendrons pas plus longtemps sur ces recherches, qui fournissent des résultats si contradictoires. Cependant nous pensons qu'on est autorisé à en conclure que *l'action toxique des substances putréfiées n'est pas due à un corps simple, mais à une substance de composition et de nature complexes.*

Des recherches plus récentes ont été faites dans le but d'étudier le poison septique dans son ensemble, sans chercher à attribuer la puissance toxique à une substance chimique définie. Bergmann[1] pose les conclusions suivantes :

1º L'action toxique des substances organiques putréfiées n'est pas due à des organismes inférieurs animaux ou végétaux. La

---

[1] *Das putride Gift und die putride Intoxication,* 1re part., 1re livr. Dorpat 1868.

substance toxique résiste à l'action de l'alcool, de l'éther; elle traverse le filtre et résiste à une température prolongée de 100°.

Cette substance n'est pas de nature moléculaire.

2° Les effets toxiques sont dus à l'action d'une substance azotée qui se forme pendant la putréfaction et qui n'est pas instable, mais diffusible. Le poison putride n'est pas une substance protéique et se trouve en solution dans les liquides non albumineux. Elle diffère des peptones par sa solubilité dans l'alcool; elle n'est pas précipitée par l'acétate de plomb et ne réduit pas le liquide cupro-potassique.

D'après Scherer et Virchow, il y aurait dans les substances septiques une matière chromogène donnant une coloration rose avec l'acide nitrique. L'intensité de la coloration serait en relation directe avec la puissance toxique.

Nous rappellerons seulement que récemment Klebs a considéré ce poison comme isomère de la caséine.

Panum termine ses expériences par les conclusions suivantes sur la nature du poison septique. On peut regarder ses propositions comme les plus rationnelles et les plus conformes à la vérité. Elles ont été confirmées dans leurs points principaux par les recherches de Hemmer, Stich etc.

1° Le poison septique n'est pas volatil; il est fixe et reste parmi les résidus de la distillation.

2° La coction prolongée pendant onze heures n'arrive pas à le détruire, pas plus que l'évaporation.

3° Il est insoluble dans l'alcool absolu, soluble dans l'eau.

4° Les substances albuminoïdes contenues souvent dans la sérosité putride ne sont pas des poisons, mais elles condensent le poison putride à leur surface; un lavage prolongé les sépare.

5° On ne peut comparer l'intensité du poison putride qu'au curare et aux alcaloïdes végétaux. 12 milligrammes, après avoir été soumis à la cuisson, à la dessiccation et à l'action de l'alcool, suffisent pour tuer un chien de petite taille.

6° Si ce poison agit comme un ferment, il diffère des autres par sa résistance à la chaleur et à l'alcool.

D'autres expérimentateurs ont cherché s'il faudrait attribuer la puissance toxique aux éléments figurés que l'on rencontre dans le liquide septique.

Leplat et Jaillard[1] tirent de leurs expériences les conclusions suivantes :

1° Les vibrioniens provenant d'un milieu quelconque ne produisent aucun accident chez les animaux dans le sang desquels on les a introduits, à moins toutefois qu'ils ne soient accompagnés d'agents virulents qui, eux seuls, sont responsables des effets fâcheux qui peuvent survenir.

2° Si le véhicule injecté qui les contient est putride et en trop grande quantité, il y a empoisonnement septicémique; mais il ne se développe pas de maladie virulente, puisque les mêmes phénomènes ne se reproduisent pas par l'injection de sang contaminé.

MM. Coze et Feltz considèrent, au contraire, les bactéries comme agents essentiels dans la production de l'infection putride. Cette hypothèse se trouve renversée par le fait de la production de septicémie à la suite d'injection, dans l'économie, de substances soumises à une température de 100°. Or il est démontré depuis les recherches de M. Davaine[2] que les bactéries ne résistent pas à une température de 55° centigrades.

D'après Bergmann, le poison putride posséderait encore ses propriétés, quoique affaiblies, après huit mois. Fischer prétend qu'il les perd après sept à quatorze semaines, et Schweninger ne ne lui trouve aucune action après sept mois.

D'après Billroth, c'est aux éléments moléculaires des liquides

---

[1] *Comptes rendus de l'Académie des sciences*, 1864, p. 250.

[2] *Rec. de méd. vétérin.*, avril 1868.

putrides, et non au liquide, qu'il faudrait attribuer les propriétés toxiques.

Nous avons fait à ce sujet l'expérience suivante, avec du liquide provenant d'ascite, suite de cirrhose. Nous laissons ce liquide pendant plusieurs jours au contact de l'air, et nous en injectons 1 gramme à un lapin dans le tissu cellulaire sous-cutané. Au bout de quatre heures, sa température était montée de 39°,8 à 41°,4 (différence 1°,6). Nous filtrons le liquide et nous injectons également 1 gramme sous la peau d'un lapin de la même portée que le précédent. La température, qui était de 39°,6 avant l'opération, atteignit un maximum de 40°,4 quatre heures après l'opération (différence 0°,8). Cette dernière différence peut presque être considérée comme rentrant dans les limites des oscillations normales observées chez le lapin.

Si le poison septique n'est pas de nature moléculaire, il semblerait, d'après l'expérience précédente, que les parties fluides des liquides septiques jouissent de propriétés pyrogènes moins actives que les parties qui restent sur le filtre.

Absorption des substances septiques.

Le poison putride n'agit pas sur l'économie par l'intermédiaire des nerfs. Rien dans les phénomènes n'autorise cette hypothèse : les premières lésions se manifestent du côté des organes circulatoires et non du côté du système nerveux.

Comment le poison peut-il pénétrer dans l'économie ?

Si l'hypothèse de Bergmann est vraie, si le poison est diffusible, inutile de rechercher les voies d'absorption. Si les ferments figurés en forment la partie importante, on s'explique encore parfaitement, par les mouvements de ces infusoires, leur pénétration dans l'économie. Mais si le poison putride est de nature moléculaire, ce qui nous semble probable, par quelles voies pénétrera-t-il dans le sang?

Nous étudierons successivement la peau, la plaie et les diverses muqueuses considérées comme surfaces absorbantes.

A. *Peau.*

A cause de la grande épaisseur et de la solidité de sa couche épidermique, la peau offre une barrière presque infranchissable à la pénétration des virus. Les expériences de Séguin et de Magendie l'ont parfaitement démontré.

Cependant, quoique très-rare, l'absorption cutanée est possible, comme le démontre la célèbre expérience de Bichat[1]. On peut dire que, recouverte de son épiderme, la peau est un organe de protection; le derme mis à nu est au contraire une surface très-favorable à l'absorption.

B. *Plaie.*

La coïncidence entre l'apparition de certains accidents et la sécheresse de la plaie était connue des anciens. Ils avaient désigné ce phénomène sous le nom de *répercussion*, et établi entre l'apparition des accidents et la dessiccation de la plaie une relation de cause à effet qui n'est pas toujours exacte.

L'expérimentation directe a démontré que les plaies sont douées de la faculté d'absorber. Tout le monde connaît les observations de M. Laugier à ce sujet.

Nous nous contenterons de rapporter quelques expériences qui ont été faites récemment et qui sont très-concluantes.

I. On ampute une grenouille et on la place dans un bocal d'eau colorée de carmin. Le lendemain, on trouve les cellules de nouvelle formation de la plaie colorées en rouge (Arthur Böttcher).

---

[1] *Anat. génér.*, t. IV, p. 355.

II. Billroth répand chez un chien, sur une plaie bien granuleuse, du carmin finement pulvérisé. Au bout de deux jours, la plaie était encore colorée en rouge, bien qu'on n'eût fait aucune nouvelle application du carmin. Il coupe un morceau de la surface et le soumet à des lavages répétés sans arriver à lui enlever sa coloration. Le microscope fit voir que la plupart des cellules de la surface étaient colorées par le carmin, qui formait des traînées vers les parties profondes et était exclusivement renfermé dans les cellules. Les cellules adventices des parois des gros vaisseaux contenaient du carmin.

III. Rindfleisch observe chez une grenouille une perforation de la cornée avec hernie de l'iris. Il retrouve le pigment dans les corpuscules de la cornée et les cellules épithéliales qui la recouvrent.

Plus récemment encore, M. Demarquay a renouvelé ces expériences avec de l'iode, et a démontré que l'absorption se faisait surtout au bout de sept à huit jours lorsque la plaie était parfaitement organisée.

Quelle est la part que prennent les vaisseaux sanguins à l'absorption qui se produit à la surface des plaies? Quelle est celle des lymphatiques?

Les uns considèrent, avec Billroth, les lymphatiques comme la voie presque unique par laquelle les substances septiques pénètrent dans l'économie. Ils s'appuient sur les recherches de Recklinghausen, qui ont prouvé que les extrémités des lymphatiques s'ouvrent directement dans les espaces cellulaires, et sur quelques faits cliniques (présence du cinabre dans les ganglions axillaires après le tatouage; fréquent engorgement ganglionnaire au voisinage d'un foyer putride).

L'absorption par les lymphatiques est indiscutable: l'observation suivante ne peut laisser aucun doute à cet égard.

Observation I.

recueillie par mon excellent ami Péronne dans le service de M. Verneuil.

Angioleucite. — Septicémie aiguë. — Mort rapide.

Henri H..., 28 ans, entre, le 21 septembre 1869, salle Saint-Louis, n° 29. Le lendemain matin, à la visite, on trouve une angioleucite intense occupant toute la jambe gauche et provenant d'une petite plaie au niveau de la malléole interne, que le malade avait pansée avec des grains de tabac plusieurs jours anparavant.

Le malade présente un tremblement marqué de tout le corps, surtout aux membres supérieurs, du trouble dans les idées et un délire peu intense. La face est rouge, vultueuse, les conjonctives sont injectées, l'œil est légèrement hagard; il a la langue blanche, sèche. Pouls à 60. (Élévation du membre, onguent napolitain, cataplasme, sulfate de soude. Le soir, alcoolature d'aconit.)

Le 23. La nuit a été agitée. Le matin, le délire continue; la peau est chaude, sueur peu abondante; idées incohérentes. Le pouls est à 96, la langue très-sèche. La lymphangite remonte par une large traînée rouge à la face interne de la cuisse, jusqu'au pli de l'aine. On fait quelques scarifications, qui donnent issue à un sang noirâtre; pas de pus.

Le 24. Excitation extrême; mouvements désordonnés, délire violent, sueurs abondantes, pouls fréquent, irrégulier, respirations haletantes. Mort à une heure de l'après-midi.

Autopsie au bout de vingt-quatre heures.

Thorax. Congestion hypostatique des deux poumons vers la base et le bord postérieur, plus marquée à droite, pas d'apoplexie. Les cavités droites du cœur sont pleines d'un sang noir, demi-liquide. Aucune altération graisseuse du muscle.

Abdomen. Le foie a son volume normal; toutes les cellules hépatiques sont remplies de granulations graisseuses. Rate rouge foncé, très-friable, pas d'infarctus. *La muqueuse stomacale présente sur toute son étendue des plaques rouges, ecchymotiques, irrégulières, ne disparaissant pas sous un filet d'eau.* Rien dans le reste du tube digestif.

Les lymphatiques qui partent de la jambe malade ne contiennent pas de pus; il n'y en a pas non plus dans la veine saphène, ni dans la veine fémorale, ni dans les ganglions inguinaux; mais ces derniers sont vivement injectés, ainsi que la portion de séreuse péritonéale qui les avoisine.

D'autres auteurs, considérant la lenteur de la circulation lymphatique et les nombreux obstacles qu'elle a à surmonter, comparés à la rapidité de l'invasion des accidents, font jouer le rôle principal au système veineux.

L'absorption directe par les veines a été démontrée par diverses expériences qu'il n'est pas inutile de rappeler.

Bichat isole sur une certaine étendue l'artère et la veine d'un membre en ayant soin de couper tous les autres liens qui l'unissent au tronc. Une substance toxique est introduite dans le tissu cellulaire, et l'animal ne tarde pas à présenter des symptômes d'empoisonnement.

Les recherches de Cohnheim ont démontré la possibilité du passage des globules blancs du sang à travers les parois vasculaires. Le fait a semblé tellement évident, qu'il n'a pas hésité à baser sur lui une nouvelle théorie sur la suppuration.

Dans un travail plus récent, M. Lortet[1] a démontré que toutes les granulations moléculaires, virulentes ou autres, peuvent, à l'aide de leurs mouvements browniens, comme les leucocytes à l'aide de leurs mouvement amiboïdes, traverser les surfaces intactes.

En sorte que, même en admettant la nature moléculaire du poison septique, on comprend son absorption par le système veineux.

L'absorption est possible non-seulement à travers les parois vasculaires, mais encore à travers le thrombus qui a pu se former dans l'intérieur de la veine.

Les derniers travaux micrographiques sur l'organisation du thrombus ont démontré sa perméabilité par des substances avec lesquelles il se trouve en contact (Bubnoff, Tchausoff).

Virchow[2] avait déjà prouvé expérimentalement la possibilité de l'intoxication à travers le thrombus.

---

[1] *Annales des sciences naturelles*, 1868.

[2] *Gesammt. Abhandlungen*, p. 656.

Recklinghausen laisse le fait hors de doute par l'expérience suivante : il comprend entre deux ligatures une veine, dans l'étendue d'un pouce environ; il répand du carmin dans la plaie et fait la suture de la peau. Il se forme ainsi autour de la veine des globules de pus colorés par le carmin, et, en ouvrant le vaisseau, on trouve le thrombus parsemé de globules de pus colorés en rouge.

Du reste, les belles expériences de Kussmaul, sur la gangrène, ne permettent aucun doute à cet égard.

Nous verrons à la partie clinique que les lésions osseuses semblent prédisposer d'une manière spéciale à l'absorption des produits septiques. Divers auteurs, frappés de la fréquence insolite des accidents septicémiques à la suite de plaies des os, avaient cherché l'explication de ces phénomènes.

Cruveilhier coupe la cuisse d'un chien à sa partie moyenne et injecte du mercure dans la cavité de l'os. L'animal meurt au bout de quelques jours. On retrouve la matière injectée dans les veines principales de l'organe médullaire, dans celles du membre injecté, dans la veine cave inférieure, le foie, le poumon etc., où elle était rassemblée sous forme de petits globules de volume variable (*Thèses.* Paris 1828, p. 26. Maréchal).

M. Ollier, en injectant dans la cavité médullaire du fémur dix gouttes d'une solution concentrée de cyanure de potassium, a vu les lapins périr en dix et vingt secondes. La même quantité de liquide injectée dans le foie, le poumon, la cavité péritonéale, n'occasionnait pas la mort des animaux.

Busch a fait de nombreuses expériences pour élucider cette question. Sur des chiens et des lapins, il enlève la moelle des os et la remplace par de l'huile colorée avec du cinabre. Au bout d'un temps très-court (quelques minutes, dans certaines expériences), il trouvait des embolies graisseuses colorées dans le poumon. Pour cet expérimentateur, l'absorption se fait principalement par les veines et secondairement par les lymphatiques. Il a également constaté que le degré de pression employé pour injecter l'huile dans la cavité médullaire avait une grande influence sur la rapidité de l'absorption. Le degré d'ébranlement et de contusion de la moelle présente une certaine importance à ce point de vue. De toutes ces expériences il résulterait qu'une contusion violente de la moelle osseuse établirait une communication directe entre la cavité médullaire et le système circulatoire.

D'après toutes ces recherches nous pouvons conclure, bien que le fait ne soit pas démontré d'une manière absolue, que les veines sont les principaux organes de l'absorption, et que les lymphatiques ne servent que d'une manière secondaire à faire pénétrer les substances septiques dans l'organisme.

La présence de matières putrides à la surface des plaies ne suffit pas à la production d'accidents septicémiques. On voit tous les jours des ulcères variqueux mal soignés, présentant des parties gangrénées, remplis d'infusoires et répandant une odeur fétide, sans qu'il soit possible d'observer le moindre symptôme d'intoxication. Cela tient sans doute à ce que la surface granuleuse est une surface de protection tout comme la membrane pyogénique qui entoure les abcès. Ce fait est démontré par l'expérience suivante de Billroth.

Il fait une large plaie sur le dos d'un chien, et quand elle est bien granuleuse, il la panse deux fois par jour avec des substances putrides et du pus altéré. La plaie ne change pas d'aspect; le chien ne semble pas s'en apercevoir, il n'y a aucune élévation de température. La même expérience donne des résultats semblables sur un second animal; mais celui-ci lécha sa plaie et fit tomber son pansement. On retint alors la charpie au moyen d'une suture faite à la peau. Aussitôt survinrent de l'œdème de la plaie, de l'élévation de température, dus sans aucun doute à l'absorption des substances septiques par les trous de la suture.

Nous sommes dans une ignorance presque absolue des conditions qui favorisent l'absorption par la plaie ou y mettent obstacle. Cette étude, qui présente une importance capitale au point de vue de la thérapeutique, est à peine ébauchée.

Nous allons énumérer les principales causes qui semblent influencer l'absorption :

a) Les expériences de Magendie démontrent jusqu'à l'évidence que la déplétion des vaisseaux sanguins augmente considérablement leur faculté absorbante. Les pertes sanguines seront par conséquent une condition favorable à la production des accidents septicémiques.

b) La pression favorise singulièrement l'absorption ; on peut même dire que c'est une condition indispensable à la pénétration dans l'économie des substances toxiques. Plus elle sera considérable, plus les accidents seront intenses. De là la gravité des inflammations dans les articulations, les os etc. De là également la nécessité reconnue par tous les chirurgiens d'ouvrir de bonne heure les abcès sous-périostiques, les phlegmons sous-aponévrotiques etc.

c) L'influence réciproque qu'exercent les affections dites *médicales* sur la production des accidents est à peine soupçonnée. Billroth rapporte à ce sujet quelques observations; mais leur nombre, beaucoup trop restreint, ne permet pas de tirer la moindre conclusion.

Les lésions viscérales doivent également avoir une grande influence sur l'absorption.

Nous avons rapporté dans un autre travail[1] l'histoire d'un garçon de 21 ans auquel fut pratiquée la résection du premier métatarsien pour une ostéite ancienne. Consécutivement à l'opération, il fut pris d'une albuminurie aiguë, qui donna lieu à des oscilla-

---

[1] *Archives générales de médecine*, avril 1869.

tions considérables de la température. Le jour où l'albumine disparut des urines, la température revint à l'état normal.

On connaît depuis peu la relation qui existe entre la glycosurie et certaines affections gangréneuses.

Récemment, M. Verneuil a signalé cette lacune de la pathologie chirurgicale. Dans un travail lu au Congrès international, il a cherché à classer les malades selon les conditions dans lesquelles ils sont surpris par le traumatisme:

1° La santé du malade ne laisse rien à désirer; systèmes organiques et appareils, tout est sain, tout fonctionne à souhait.

2° La lésion est encore circonscrite et unique; la santé générale est satisfaisante, mais son intégrité n'est cependant plus radicale (sujets entachés d'une diathèse n'ayant pas fait explosion).

3° La lésion, primitivement unique et circonscrite, a plus tard amené des désordres secondaires dans l'appareil auquel appartient l'organe malade. Se rangent dans cette catégorie la plupart des sujets soumis à la kélotomie, à la taille, à l'uréthrotomie etc.

4° Les foyers morbides sont multiples : tantôt il y a simple coïncidence fortuite (opérations sur des sujets atteints d'emphysème pulmonaire, d'affections cardiaques etc.); tantôt les foyers morbides sont de même ordre et sont des manifestations successives ou simultanées d'une même cause générale (lipômes multiples, abcès tuberculeux avec caries strumeuses etc.).

5° Les malades sont sous l'influence d'un état général : ils sont cancéreux, scrofuleux, tuberculeux, scorbutiques, diabétiques, albuminuriques, ou bien imprégnés d'un poison, comme dans la syphilis, le paludisme, l'alcoolisme etc.

6° Enfin ils peuvent se trouver sous l'influence de certains états temporaires, comme la pléthore ou l'anémie.

Cette influence des lésions chroniques des viscères sur la marche des accidents est considérable dans certains cas. Témoin le fait suivant que nous avons observé il y a quelques jours :

Une femme entre à l'hôpital pour une sciatique de la jambe gauche. Elle présente un foie très-volumineux dépassant les fausses côtes de quatre travers de doigt. Elle est prise, dans le courant du traitement, de symptômes ataxo-adynamiques formidables et qui suivent une marche rapidement croissante. En même temps que ces accidents on trouve quelques traînées rouges le long de l'avant-bras droit. Les rougeurs ne pouvaient se rapporter ni à une angioleucite, ni à un érysipèle; elles étaient fugaces, disparaissaient du jour au lendemain sans laisser de traces. Aucune douleur à la pression, aucun œdème. Trois jours avant sa mort, la face dorsale du métacarpe devient œdémateuse, rouge; on y constate de la fluctuation. L'incision laisse écouler une grande quantité de pus sanieux sanguinolent. A l'autopsie, on trouve un foie gras, très-volumineux, et une infiltration purulente de tout l'avant-bras et de la face dorsale de la main du côté droit.

d) La température. Magendie[5], par un temps très-chaud, a produit la mort presque instantanément en injectant dans les veines d'un animal deux et même un gramme de matières putrides; tandis qu'en hiver il lui fallut de trois à dix grammes pour arriver au même résultat. Ce fait expliquerait peut-être la fréquence plus grande des accidents que l'on observe en été dans tous les services de chirurgie.

e) Le siége de la plaie, les diverses matières avec lesquelles elle se trouve en contact, la période d'évolution dans laquelle on l'observe, ont certainement une influence capitale sur la production des accidents septicémiques. Mais cette étude est tout entière à faire.

f) Enfin, à quelque théorie que l'on se rallie, il faut reconnaître que chaque individu possède une résistance propre dont il faut tenir grand compte.

[1] *Union médicale*, 1852, p. 236.

C. *Muqueuse digestive.*

La muqueuse digestive semble peu favorable à l'absorption des substances putrides. Nous voyons tous les jours des viandes faisandées introduites dans le tube digestif sans produire le moindre accident.

Spallanzani, qui avait remarqué l'innocuité de l'ingestion dans les voies digestives de substances corrompues, l'attribuait à l'action antiseptique du suc gastrique. Le fait a été démontré expérimentalement par Claude Bernard, qui a injecté dans la veine, sans déterminer d'accidents, du sang putréfié mélangé depuis dix-huit heures à du suc gastrique.

Stich n'arrive pas à déterminer d'accidents chez un chien auquel il donne à manger les excréments d'un autre chien bien portant; les accidents se présentent, au contraire, quand il donne des matières fécales de l'homme.

Schweninger, en injectant dans l'estomac de la fibrine à divers degrés de corruption, observa que les animaux étaient pris de fièvre, de catarrhe intestinal, d'amaigrissement, et à l'autopsie il trouva des altérations du sang.

Davaine a démontré que les vibrions et les bactéries ne passaient qu'exceptionnellement dans le sang à travers l'intestin et que le mucus semblait surtout s'opposer à ce passage.

Dans le but d'élucider la question, Hemmer porte dans l'estomac de divers animaux trois séries de substances : de la sérosité putride filtrée; de la sérosité putride non filtrée; l'extrait aqueux de matières putrides. Toujours les animaux éprouvèrent de violents troubles digestifs et nerveux; seulement ils présentèrent des différences dans l'époque d'apparition des phénomènes. Dans les deux premières séries, les accidents apparurent au bout de 24 à 36 heures et amenèrent la mort dans un espace de temps qui varia de trois à cinq jours. Ils furent précédés de nausées et de vomissements dus sans doute à des actes réflexes provoqués par le contact des substances avec la muqueuse buccale. Avec la troisième série, les phénomènes d'intoxication apparurent au bout de 4 à 8 heures et amenèrent la mort le troisième jour.

MM. Coze et Feltz ont porté des liquides putrides dans l'estomac de 5 lapins : 3 ont résisté, et 2 sont morts après 6 à 10 jours; sur 3 chiens, l'un succombe au bout de 25 jours, l'autre après deux injections faites à un mois d'intervalle en 30 jours; le troisième résiste.

Il faut remarquer que, dans ces expériences, les substances introduites dans l'estomac peuvent ne pas pénétrer dans la circulation artérielle, car elles sont éliminées avant d'y arriver. Elles ont, en effet, à traverser le système porte, le foie, le tissu pulmonaire, et peuvent être éliminées dans le foie par la bile, dans le poumon par l'exhalation, si elles sont volatiles.

Chez l'homme, les voies digestives, lorsqu'elles sont intactes, ne semblent pas favorables à l'absorption des substances septiques, ou bien ces substances perdent leurs caractères en traversant la muqueuse. Cependant les accidents produits de cette manière sont possibles. Fodéré rapporte qu'au siége de Mantoue plusieurs individus s'étant nourris de chair de cheval à moitié pourrie, en contractèrent le scorbut et la gangrène des membres. Divers auteurs rapportent des faits semblables, entre autres Ollivier d'Angers (*Arch. de méd.*, 1830).

Dans toutes les plaies ou affections de la bouche et des fosses nasales, le malade introduit des substances septiques dans l'estomac. Mais dans ce cas l'observation est complexe et il faut tenir compte de l'intoxication qui peut se faire simultanément par la plaie.

Nous avons trouvé dans Billroth trois exemples de résection du maxillaire; il ne signale l'apparition d'aucune fièvre secondaire.

Parmi nos observation se trouve celle d'un jeune homme opéré par autoplastie d'une cicatrice considérable à la joue. Il eut, le jour de l'opération, de la fièvre traumatique primitive qui dura deux jours. Impossible, dans le cours de la cicatrisation, de noter une élévation quelconque de la température; pas le moindre signe d'intoxication putride.

Lorsque les matières fécales circulent difficilement, elles peuvent se putréfier et déterminer des accidents. Tous les médecins savent que quelques mouvements fébriles sont produits par l'absence de garde-robes et qu'ils disparaissent aussitôt que le malade a été à la selle.

Mais lorsqu'il y a un obstacle permanent à la circulation des matières fécales, on voit survenir des accidents aigus et très-intenses. Les troubles observés dans l'étranglement interne et à la suite d'étranglement herniaire présentent la plus grande analogie avec les accidents septicémiques. Il n'est pas rare de voir des erreurs de diagnostic, et ces malades sont considérés comme atteints de choléra ou de fièvre putride adynamique.

Une malade, atteinte d'anus artificiel depuis quatre ans, est prise, le 26 septembre 1869, dans la nuit, de douleurs vives dans la fosse iliaque droite avec boursouflement de la muqueuse herniée. Elle entre, le 28, dans le service de M. Verneuil. La peau est chaude, le pouls petit, fréquent, la langue sèche; inappétence, quelques envies de vomir; il y a un prolapsus du bout inférieur de l'intestin de 15 à 18 centimètres. La muqueuse est rouge, enflammée, sécrète un liquide puriforme à odeur fétide; çà et là elle présente quelques îlots grisâtres. L'absence de ballonnement du ventre et de douleur à la pression fait rejeter l'existence d'une péritonite. On fait des pansements phéniqués; la muqueuse se déterge rapidement, et les phénomènes toxiques disparaissent au bout de trois jours.

MM. Demarquay et Leconte ont étudié les modifications imprimées à la température animale par la ligature d'une anse intestinale.

1° Onze chiens furent mis en expérience. Sept animaux présentèrent dans les quatre premières heures un abaissement notable de la température, et quatre une légère élévation.

2° L'abaissement est d'autant plus marqué que la ligature est placée plus haut sur le tube digestif.

3° La réplétion des voies digestives a une influence manifeste sur la rapidité des phénomènes.

4° Les phénomènes réactionnels qui ont amené chez tous les animaux une élévation de température au bout d'un certain temps, sont dus à l'influence de la péritonite, qui ne manque pas de survenir si les animaux survivent.

Billroth a pris la température dans quatre cas d'étranglement intestinal. Il résulte de ce petit nombre d'observations que la température reste normale ou s'élève d'une faible quantité. J'eus l'occasion, dans le cours de ce travail, d'observer une femme, qui, à la suite d'efforts de vomissements, fut atteinte de hernie crurale à six heures du matin. A neuf heures, la tumeur était dure, douloureuse au toucher et présentait le volume d'une noix. La température de l'aisselle était à 36°,8. Une heure après la réduction, elle était de 37°,1. Le lendemain, à la même heure, elle était de 37°,2.

Dans l'observation suivante, la rétention des matières fécales semble avoir amené l'élévation de la température.

OBSERVATION II.

Hernie inguinale étranglée. — Septicémie. — Mort.

H..., âgé de 28 ans, garçon marchand de vins, entre, le 29 novembre 1869, salle Saint-Louis, n° 13 (service de M. Verneuil).

Il présente une hernie inguinale gauche qu'il prétend avoir depuis sa naissance. Elle était facilement réductible; mais depuis deux ans le malade porte un bandage et sa hernie est devenue plus difficilement réductible. Quand il arriva à l'hôpital, la hernie était sortie depuis huit à dix heures environ et il avait inutilement cherché à la réduire. La tumeur a le volume du poing, elle est un peu douloureuse au toucher; le malade est calme; ni nausées ni vomissements.

On essaya, mais inutilement, de réduire la tumeur, après avoir chloroformé le malade.

Le soir et dans la nuit, le malade eut plusieurs vomissements.

Le 3 décembre, au matin, il a encore quelques nausées; douleurs assez vives de la tumeur. Température 39°,3.

La kélotomie fut pratiquée à dix heures. La tumeur contient une anse intestinale de 5 à 6 centimètres, très-distendue et d'un rouge violacé. On débride le collet du sac; mais malgré tous les efforts, il fut impossible de réduire l'intestin, et M. Verneuil fut obligé d'établir un anus artificiel.

Le 4. Le malade a une grande soif; ses réponses sont peu nettes; la plaie n'offre rien de particulier. Température 40°. Pouls 116.

On fait des injections dans les deux bouts de l'intestin.

Le soir. Température 39°.

Le 5. Température 39°. Pouls 104.

Le soir. Température 39°,3.

Le 6. Température 39°,3. Le scrotum est rouge, tuméfié, très-douloureux. Rien de spécial jusqu'au 10. Le malade a déliré pendant la nuit.

Le 11, il est pris de hoquet, sa face est grippée, les yeux caves, la langue sèche; le pouls est faible, lent (72). Température 37°,5. A quatre heures, la température était à 36°. Le malade meurt dans la soirée.

Nous voyons, dans ce cas, la rétention des matières fécales amener, après 36 heures, une élévation considérable de la température, due sans doute à l'absorption des substances contenues dans l'intestin.

D. *Muqueuse pulmonaire.*

La muqueuse pulmonaire semble présenter des conditions plus favorables à l'absorption des substances septiques. Le contact permanent et incessamment renouvelé de la surface pulmonaire et du milieu ambiant, la grande étendue de la surface de contact, sa ténuité extrême, rendent compte de cette différence. Cependant, comme l'a très-bien démontré Claude Bernard, ce danger est considérablement atténué par la présence d'un épithélium à cils vibratiles doués de mouvements, dirigés toujours dans le même sens et ayant constamment pour effet de pousser les substances ténues qui s'engagent, dans les voies respiratoires, de l'intérieur vers l'extérieur.

Cet expérimentateur injecte un gramme de substance putride en enfonçant dans la trachée une seringue à canule pointue. L'animal a toussé, s'est agité, puis s'est remis à son état habituel. L'injection d'une dose double produisit le même résultat négatif.

Hemmer expose, comme l'avait déjà fait Magendie, des lapins et des chats pendant un temps plus ou moins long à l'action de gaz putrides. Il n'observe aucun phénomène : les animaux perdent leur vivacité, ils sont abattus, indifférents et refusent la nourriture. L'auteur attribue tous ces phénomènes au manque d'air normal et à l'absence de liberté.

D'après Panum, la poussière des matières putrides ne contiendrait que peu de traces de poison putride, et Schweninger proclame l'innocuité des produits gazeux de la putréfaction.

Sur 12 lapins auxquels MM. Coze et Feltz injectèrent des liquides putrides dans la trachée, 10 ont paru à peine souffrir; dans les deux cas de mort, les plaies du cou étaient infectées et très-enflammées. Sur les chiens, les résultats furent négatifs.

Les faits cliniques sont en désaccord avec les résultats fournis par l'expérimentation et montrent que le poumon est une voie d'absorption dont il faut tenir grand compte.

Pringle (*Des maladies des camps et des prisons*) rapporte que lors d'un procès, il y eut encombrement à la Cour d'assises : 40 personnes succombèrent; plusieurs eurent des taches pétéchiales.

Le 20 avril 1773, des fossoyeurs ayant ouvert une fosse à Dijon et descendu un cadavre, la bière et celle d'un autre qui avait été enterré le 3 mars précédent, se heurtèrent et s'entr'ouvrirent : une odeur fétide força les assistants à s'enfuir. Sur 120 jeunes gens des deux sexes qui se trouvaient là, 114 tombèrent dangereusement malades d'une fièvre putride, vermineuse, accompagnée de pétéchies, d'hémorrhagies, de phlegmons gangréneux ; 18 moururent.

La thèse de Grisolle et le travail de Gendrin renferment beaucoup de cas analogues.

Tout le mode sait avec quelle promptitude l'odeur des amphithéâtres se communique aux gaz intestinaux. On lira avec intérêt l'observation publiée en 1864 par M. Guéniot, qui fut intoxiqué à l'autopsie d'une femme morte en couches des suites d'une hémorrhagie par insertion vicieuse du placenta.

Après tous ces faits, on ne peut s'empêcher de reconnaître que l'infection de l'air par des miasmes putrides peut déterminer des accidents très-graves. Le plus souvent ils s'observent vers les organes digestifs en produisant de la diarrhée ; mais quelquefois il y a des accidents plus ou moins semblables à ceux provoqués par l'injection de matières putrides dans le torrent circulatoire.

Si l'expérimentation n'est pas d'accord avec l'observation clinique, cela tient sans doute à ce que les matières injectées dans les bronches y déterminent une irritation inflammatoire qui change les conditions d'absorption.

Pour être complet, nous aurions encore à parler de l'absorption par les muqueuses oculaire, vaginale, glando-préputiale, vésicale etc. Mais ces absorptions donnent lieu à des considérations d'un ordre spécial, ou bien elles sont trop peu importantes pour l'étude générale de la septicémie.

Étude expérimentale.

Dans l'étude expérimentale de la septicémie, il faut tenir grand compte des circonstances dans lesquelles se sont faites les expériences.

a) L'espèce animale a une grande influence sur les résultats. Stich a démontré que les oiseaux (poules, pigeons) sont les animaux les plus sensibles au poison putride. Les lapins résistent moins que les chiens, qui semblent les plus réfractaires à ce poison. Les chevaux, à la suite d'injections hypodermiques, sont sujets à des affections locales diffuses, à de l'œdème purulent aigu (Bergmann).

b) Le mode d'injection. — Quand une substance est introduite directement dans la veine, elle circule immédiatement avec le sang et agit sans retard sur l'économie. Le manuel opératoire demande une certaine dextérité; il se complique d'un traumatisme; souvent il se forme autour de la canule des caillots sanguins, qui continuent à circuler, amènent des obstructions capillaires et compliquent les résultats.

L'injection, sous la peau, de substances virulentes est un mode d'absorption moins direct. Il se complique souvent d'affections locales (abcès, gangrènes); aussi cette manière d'agir ne peut-elle fournir de résultats exacts que sur les phénomènes immédiats de l'intoxication.

c) Les substances injectées ont varié. Je ne relaterai que les expériences qui ont été faites avec du pus ou des sérosités putrides, négligeant l'action des substances septiques avec lesquelles le malade ne se trouve pas en contact.

d) La question des doses est capitale. Presque tous les observateurs ont injecté des quantités relativement considérables de substances septiques de 4 à 30 grammes à des lapins.

Si nous comptons un poids moyen de 2 à 3 kilogrammes pour un lapin et 60 kilogrammes pour l'homme, on voit qu'en faisant abstraction de toutes les autres circonstances, pour obtenir les mêmes résultats chez l'homme, il faudrait lui injecter de 100 à 800 grammes de matière toxique. On comprend que cette quantité de substance devient ridicule si l'on veut appliquer à l'homme les résultats qu'elle a donnés chez les animaux. Ce raisonnement est encore bien plus concluant si les substances injectées sont virulentes. Car, même pour les virus types, la quantité de substance injectée ne semble pas indifférente aux résultats que l'on obtient. Cependant nous croyons qu'il n'est pas sans intérêt de relater les résultats obtenus.

Gaspard, le premier, étudia par la voie expérimentale l'action des substances putrides sur l'économie animale. Depuis cet auteur jusqu'à nos jours, les expériences faites dans ce sens sont innombrables. Nous en avons lu beaucoup sans être certain de les avoir toutes connues. Les expériences sont concordantes en certains points, contradictoires en d'autres. Elles ont été faites de mille manières différentes et avec les substances les plus variées. On les a invoquées à chaque instant pour expliquer les faits cliniques, et nous pouvons dire que c'est sur elles que reposent presque exclusivement toutes les théories sur la septicémie aiguë ou chronique.

Pour mettre de l'ordre dans cette étude, il faut distinguer :

1° L'état moléculaire des substances étrangères introduites dans l'organisme (solides, liquides, gaz).

2° Les propriétés physiques, chimiques ou dynamiques des substances introduites. Elles sont inertes lorsque, mises en présence de nos tissus, elles n'exercent sur elles aucune action. Elles sont actives lorsqu'elles altèrent les éléments anatomiques ou communiquent à nos humeurs, par contact, par mélange ou par métamorphoses catalytiques des propriétés plus ou moins délétères.

3° Les voies d'introduction.

Les substances étrangères pénètrent dans l'économie :

a) Par les voies naturelles (diverses muqueuses);

b) Par les interstices du tissu conjonctif ;

c) Par les conduits vasculaires.

Obligé de restreindre considérablement nôtre sujet, nous supposerons connues toutes les expériences qui ont été faites avec les substances inertes, pour ne nous occuper que des effets produits par la pénétration des substances putrides dans le torrent circulatoire. Nous avons déjà vu les différences que présentaient les résultats suivant que ces substances prenaient telle ou telle voie pour arriver dans le sang.

SYMPTOMATOLOGIE.

Lorsqu'on injecte dans la veine d'un chien une certaine quantité de substance putride filtrée, voici ce qu'on observe en général :

L'animal, pendant ou aussitôt après l'injection, se met à vomir. Au bout de quelques secondes, il est pris d'un tremblement ·de tout le corps, et cela, que le liquide injecté soit chaud ou qu'il soit froid. Sa marche devient incertaine, désordonnée, titubante ; il va s'affaisser dans un coin. Le regard devient terne, la respiration s'accélère. On observe quelques contractures partielles. Il y a ordinairement expulsion d'urines et de matières fécales.

Au bout de cinq minutes environ, la respiration devient rapide, le pouls petit, vite. L'animal essaie de se lever, mais il retombe aussitôt; bientôt il devient complétement indifférent à ce qui l'entoure. Les extrémités se refroidissent, le pouls disparaît, la respiration devient suspirieuse, et il meurt au bout de deux à six heures. Le vomissement ne reparaît pas en général, pas plus que l'excrétion d'urine ou de matières fécales.

Lorsque l'intoxication est moins forte, l'animal est pris d'une diarrhée plus ou moins séreuse, souvent sanguinolente, contenant quelquefois des lambeaux de muqueuse intestinale. La soif augmente, les urines diminuent (Stich) ou bien leur quantité s'accroît (Gaspard). Le pouls devient petit; il y a quelques contractions des muscles de l'abdomen, et l'animal meurt.

Il n'est pas rare de voir un certain nombre d'animaux intoxiqués guérir sans présenter d'élimination par l'urine ou les matières fécales. Mais lorsqu'on les sacrifie, on trouve constamment des signes de phlogose intestinale (Stich).

Les urines ne présentent, en général, rien de particulier à noter; bien que dans certaines expériences on ait cru y trouver de l'albumine (Coze et Feltz).

Je rapporterai avec quelques détails les recherches de Billroth et Weber, qui démontrent par une série d'expériences que l'introduction dans le sang de substances putrides amène une élévation de température.

Billroth[1] fit faire sous sa direction, par le docteur Hufschmidt, une série d'expériences pour déterminer les effets de l'intoxication putride.

Les expériences furent pratiquées sur des chiens ou des lapins, et au moyen d'injections sous-cutanées.

I. Une première série d'animaux fut soumise à l'injection sous-cutanée de substances inertes (eau , glycérine) , afin de déterminer leur action.

Sur deux animaux, on injecta 15 grammes d'eau, et à deux autres 15 grammes de glycérine. Dans les trois premiers jours qui suivirent l'opération, la température de l'animal ne dépassa jamais de plus de $0°,5$ celle qui avait été constatée avant l'opération. Cette différence, qui est dans les limites des variations normales chez les animaux, permet d'attribuer à la résorption des matières putrides les températures anormales que l'on peut observer à la suite de leur injection dans le tissu cellulaire.

[1] Langenbeck, *Archiv*, 1864, t. VI, 1re livr.

II. Injection unique de liquides actifs.

1° On injecte à un chien 15 grammes de liquide filtré, qui a servi à des macérations. Dès le lendemain, la température s'élève de 1°,6. Pas de diarrhée, abcès au niveau de la piqûre de la peau. Guérison.

2° Un lapin, auquel on injecte 4 grammes de sérosité prise sur un érysipèle qui guérit, présenta au bout de trois heures une élévation de température de 2°, et mourut au bout de deux jours, avec une infiltration œdémateuse de toute la cuisse du côté où on avait pratiqué l'injection. Rien d'anormal dans les organes internes.

3° 15 grammes de pus, pris dans un phlegmon de l'avant-bras chez un malade qui mourut de pyohémie, furent injectés à un chien de taille moyenne. Au niveau de la piqûre il y eut une inflammation gangréneuse de la peau. Ni diarrhée ni frissons. L'animal guérit.

4° Même opération que la précédente; seulement le pus fut pris chez un amputé qui mourut de pyohémie. Gonflement de la cuisse, écoulement purulent par la plaie; ni diarrhée, ni frissons. Guérison.

5° Même opération avec du pus pris sur une malade qui succomba à une septicémie aiguë. Au bout de deux heures, élévation de la température, qui atteignit son maximum le lendemain. Emphysème au niveau de la plaie, pas de diarrhée. Mort le troisième jour. A l'autopsie, on trouve les viscères normaux. La rate présente seule des colorations irrégulières sans trace d'infarctus hémorragique.

Ces expériences peuvent servir à démontrer la rapidité avec laquelle survient la fièvre à la suite des intoxications putrides; mais aucun des animaux mis en expérience ne présenta de phénomènes analogues à ceux qui s'observent chez l'homme par suite de résorption putride. Chez tous, il y a prédominance considérable des accidents locaux.

III. Injections successives de pus ou d'ichor. On injecte successivement 15 grammes de sérosité prise dans un phlegmon de la jambe.

A l'autopsie, on trouve du gonflement au niveau de toutes les piqûres qui avaient été pratiquées pour l'injection. Le poumon droit présente un noyau du volume d'une cerise, brunâtre et ressemblant à un infarctus pulmonaire. La rate était parsemée de noyaux ressemblant à des infarctus hémorrhagiques. Rien du côté de la muqueuse intestinale.

Cette expérience fut répétée sur un autre chien, et donna les mêmes effets du côté de la rate.

Pour démontrer que l'élévation subite et constante de la température n'était pas due aux affections locales provoquées par le traumatisme, on fit une injection directement dans la veine jugulaire d'un chien. Au bout de deux heures, la température s'était élevée de plus d'un degré.

De toutes ces expériences, Billroth tire les conclusions suivantes:

1° Partout où de la sérosité putride ou du pus frais (les deux liquides agissent de même sur les animaux) sont injectés sous la peau ou dans le sang, il y a élévation de température.

2° Cette élévation se fait ordinairement dans les deux premières heures qui suivent l'injection.

3° A la suite une seule injection, le maximum fut atteint après un temps variable de 2 à 25 heures. Le maximum fut le même que pour les injections successives (41°,4).

4° Après une injection, la température revenait rapidement à la norme, ordinairement de 10 à 36 heures; une fois après neuf jours.

5° L'action locale était ordinairement la formation d'abcès, quelquefois la gangrène.

6° Tous les animaux succombèrent aux injections répétées, dont le nombre varia de 3 à 11.

7° Dans ces cas, la température restait à peu près à la même hauteur.

8° On n'observe pas les diarrhées ni les hémorrhagies muqueuses diverses que l'on obtient à la suite d'injection directe dans le sang. Faiblesse, frissons *légers*, apathie. Ce qui rapproche ces faits de la septicémie chez l'homme, c'est qu'il y a rarement de la diarrhée; cela tient peut-être à l'altération que subissent les substances septiques en traversant les lymphatiques.

9° L'autopsie montra quelquefois des hypérémies viscérales. L'auteur insiste sur les altérations de la rate, qu'il ne pense pas être de nature embolique.

Weber, après avoir démontré que l'injection d'eau dans la veine crurale n'amenait pas la moindre élévation de la température, fit une série de treize expériences.

Il injecta dans le système veineux du sérum de pus frais ou putride, des sérosités purulentes, hémorrhagiques etc., et obtint toujours les mêmes résultats : élévation subite de température, nombreuses évacuations alvines, quelquefois hémorrhagiques, ralentissement de la respiration.

MM. Coze et Feltz ont noté que chez le lapin, dès le lendemain de l'injection, il se produit une élévation de température avec frissons et abattement; le temps qui s'écoule entre l'injection et la fièvre est environ de 36 à 40 heures; chez le chien elle est de 4 à 6 jours.

Bergmann rapporte, dans son travail, une série d'expériences qui ont fait le sujet de plusieurs dissertations inaugurales à Dorpat.

L'injection dans les veines de substances putrides, chez des chevaux, des chiens, des chats, amène une élévation immédiate de la température, qui atteint son maximum en deux ou trois heures, pour redevenir normale au bout de trois à six heures. Cette élévation de température varie entre 1°,3 et 3°,4.

Le pus, au point de vue de la température, donne les mêmes résultats que les substances putrides.

Ces expériences, comme on le voit, confirment les résultats obtenus par Billroth et Weber.

Nous avons également fait sur des lapins une série d'injections successives, mais à faibles doses, et constamment nous avons noté, dans un espace de temps très-rapproché de celui de l'injection, une élévation de température. Comme nos expériences ont été faites uniquement dans le but de contrôler quelques-uns des résultats précédents et non pour édifier une théorie nouvelle, nous ne les rapporterons pas en détail. L'expérience suivante peut être considérée comme le type des résultats que nous avons obtenus dans cet ordre d'idées.

Nous introduisons sous la peau d'un lapin, au moyen d'une seringue de Pravaz, un gramme de sérosité d'ascite, qui est restée exposée à l'air pendant trois jours et qui renferme une notable quantité de bactéries.

10 heures. Température avant l'injection . . 39°,8
Injection (1 gr.).
   Midi. Temp. . . . . 40°
Injection (1 gr.).
   1 heure. Temp. . . . . 40°,6
   2 » » . . . . 41°,4
Injection (1 gr.).
   3 heures. Temp. . . . . 41°,6
   4 » » . . . . 41°,8

Le lendemain, la température était redevenue normale.

ANATOMIE PATHOLOGIQUE.

Gaspard a démontré que l'introduction dans l'économie de substances putrides, notamment leur injection dans les veines, déterminait dans les divers organes des infiltrations hémorrhagiques, principalement dans l'intestin, les poumons, le cœur, la rate, les ganglions mésentériques, la vésicule biliaire, le tissu cellulaire sous-cutané, les muqueuses. Ces hémorrhagies seraient dues à l'altération du sang, qui est le siége essentiel du mal.

Dans un cas il dit avoir trouvé des taches gangréneuses dans le poumon (exp. 42).

Pour cet expérimentateur, le résultat général et constant de l'introduction des corps putrides dans les voies circulatoires, soit au moyen de l'injection veineuse, soit au moyen de l'absorption séreuse, est donc une inflammation particulière, accompagnée d'une espèce d'hémorrhagie comme passive de la muqueuse intestinale (p. 25).

Leuret (p. 100) fait surtout des expériences relatives à la maladie charbonneuse. Cependant nous trouvons le passage suivant dans son travail :

« Si on introduit dans les veines d'un cheval un liquide putréfié, on observe, entre autres phénomèmes, la chassie des paupières, l'injection, l'infiltration jaune de la conjonctive, et à l'ouverture du cadavre on trouve le cœur, les poumons, la rate, le foie, le tube digestif, quelquefois même les nerfs pneumogastriques, remplis d'ecchymoses. Le sang contenu dans les troncs veineux et les cavités droites du cœur est noirâtre, reste liquide, ou, s'il se coagule, il ne se présente jamais sous la forme d'un corps d'une certaine densité. Il est comme caillebotté, sans cohésion. » Ces résultats sont presque entièrement conformes à ceux de Gaspard.

Trousseau et Dupuy, en injectant dans les veines des matières putrides, notent dans leurs expériences des ecchymoses dans le

ventricule gauche et dans le poumon. A la fin de l'intestin grêle
(exp. 4), on rencontre une multitude de pétéchies de grandeur
variable et de forme arrondie. Dans la première expérience, ils
parlent d'ecchymoses dans les muscles ; on ne voyait pas de sang
épanché dans l'intervalle des fibrilles musculaires écartées, mais
ces fibres étaient elles-mêmes teintes en quelque sorte.

Boyer, en injectant quelques gouttes de pus très-fétide dans les
veines d'un animal, produisit en moins d'une heure des symptômes
qui ont la plus grande analogie avec ceux du typhus. Le sang est
noir, verdâtre ; examiné au microscope, il présente plus de globules distincts ; sa matière colorante est uniformément répandue
dans le sérum. Dans cet état, la sérosité suinte à travers les parois
des vaisseaux et constitue ces hémorrhagies passives des muqueuses. Les matières animales qui ont subi un commencement
de putréfaction, et certains agents chimiques, ont seuls le pouvoir
d'amener cette dissolution du sang.

En 1842, dans sa thèse inaugurale, Darcet expose une nouvelle
théorie :

Sous l'influence de l'oxygène de l'air, le pus subit deux modifications principales : une partie, devenue corps insoluble, inerte,
granuleuse, perd sa ténuité et produit des embolies capillaires ;
l'autre devient un liquide analogue à la sanie des cadavres en
putréfaction.

Il injecte 10 grammes de pus putride filtré dans la jugulaire d'un
chien. L'animal est pris de vomissements, de diarrhée, de frissons,
de fièvre et de dypsnée ; puis surviennent l'abattement, la stupeur, l'adynamie, des évacuations urinaires et alvines involon-
taires, et l'animal meurt au bout de cinq heures. A l'autopsie, on
trouve un sang noirâtre, liquide, poisseux ; les poumons sont vio-
lets, engoués. De nombreuses ecchymoses se remarquent sur la
plèvre, sur la rate, le foie, l'intestin. Tout, dit Darcet, révèle une
maladie générale qui détruit pour ainsi dire la vie dans tous les

organes à la fois, au lieu de l'amener par l'arrêt d'une seule fonc-
tion. C'est une diathèse et non une maladie.

Castelnau et Ducrest préconisent, les premiers, les injections
successives et fractionnées. Leurs injections furent faites dans les
veines avec du pus qui ne présentait pas de signes de putréfaction et qui avait été débarrassé de toutes les particules volumi-
neuses qui auraient pu gêner *trop* mécaniquement la circulation.

Ils ont ainsi obtenu des ecchymoses et des abcès dans le poumon, la rate et les reins; des collections purulentes dans les sé-
reuses. Dans l'intestin grêle (2 fois sur 7) on a observé des marbrures rouges et un développement des plaques de Peyer, remarquable en ce qu'elles commençaient dans le duodénum, pour
cesser vers le tiers moyen de l'intestin grêle.

Ces expériences furent surtout faites pour chercher le mécanisme de la formation des abcès multiples.

M. Sédillot fait une série d'injections de sérosité de diverse nature
dans les veines. Pour les unes, la sérosité, nullement fétide au début, n'avait point provoqué d'accidents; dans les autres, la sérosité
était altérée et son action fut très-grave dès la première injection.

Selon lui, les substances putrides paraissent déterminer des
affections essentiellement gangréneuses (exp. 36) et pétéchiales.

Il résume son opinion dans les deux propositions suivantes :
« La pyohémie est particulièrement caractérisée par la purulence
et déterminée par le mélange au sang de pus louable et sans odeur.
L'infection putride est essentiellement gangréneuse et est causée
par l'introduction dans le sang de la sérosité altérée du pus. Cette
affection ne paraît pas avoir été isolément observée sur l'homme;
mais on est en droit de l'admettre, dans certains cas, comme
complication de l'infection purulente, dont les accidents deviennent alors beaucoup plus graves. »

---

[1] *Med. Reform.*, 1848, n° 15.

Virchow[1] fait une série d'injections avec de la fibrine putréfiée et du liquide de kyste ovarique décomposé. Il fait ses injections dans la jugulaire.

Les animaux furent atteints de diarrhée, de vomissements etc., et moururent en quelques heures. L'autopsie démontra des hypérémies de la muqueuse intestinale, du gonflement des ganglions mésentériques, des extravasations dans le péricarde, l'endocarde, les plèvres, les reins etc. Jamais il n'obtint d'abcès métastatiques, mais ordinairement il y eut des taches hémorrhagiques de divers organes, comme dans les expériences de Gaspard, Magendie, Leuret.

Tout en considérant que beaucoup de ces ecchymoses sont dues à des troubles secondaires de la circulation, Virchow pense que l'infection putride du sang doit produire des hémorrhagies dans d'autres organes que l'intestin.

Weber a observé les mêmes altérations intestinales que les auteurs précédents, depuis la simple congestion jusqu'aux hémorrhagies diffuses.

Toujours il a noté des congestions partielles des divers organes: cerveau, poumon, foie, reins; la rate était marbrée et augmentée de volume. Une seule fois il a observé un exsudat hémorrhagique de la plèvre; souvent il a obtenu des ecchymoses à la surface du poumon, rarement au cœur. Il combat avec Virchow l'opinion de Stich et prétend s'être mis à l'abri de l'embolie par ses procédés opératoires. Pour lui, l'infection putride est incapable, à elle seule, de produire des abcès métastatiques, tandis qu'elle amène presque constamment des hémorrhagies (*loc. cit.*, p. 475).

Stich décrit de la manière suivante les lésions qu'il a observées chez des chiens auxquels il injecta des substances putrides de diverse nature.

---

[1] *Medical Reform*, 1848, nᵒ 15.

Aussitôt qu'il se trouve dans le sang de l'animal une quantité assez considérable de substances putrides, il survient une hypérémie de l'intestin grêle, surtout au cæcum et au pylore. Cette hypérémie peut aller jusqu'à déterminer des exsudats sanguins. La muqueuse, surtout dans les intoxications vives, est séparée des autres tuniques par de la sérosité liquide. Si elle n'est pas expulsée, cela tient à l'infiltration de la musculeuse, qui est plus ou moins paralysée.

Souvent il y a des hémorrhagies intestinales; mais jamais il n'a trouvé les lésions de la diphthérie ou de la dysenterie.

Les ganglions mésentériques augmentent de volume; à leur périphérie il se forme des exsudats et souvent des apoplexies sanguines plus ou moins considérables.

Le pancréas et la rate sont congestionnés. Le foie est hypérémié; sa sécrétion semble augmenter dans les cas bénins et disparaître complétement dans les cas graves.

Les reins sont également congestionnés et présentent quelques exsudats sanguins sous leur enveloppe péritonéale. Les ovaires présentent souvent des foyers apoplectiques.

Le péritoine renferme de la sérosité plus ou moins mêlée de sang et due à la congestion vasculaire.

Les plèvres, le cœur, le péricarde et le poumon sont sains. Ce dernier organe ne présente de congestion que chez les animaux qui meurent asphyxiés.

Bergmann expérimente sur des chiens et leur injecte directement dans le sang du sang putréfié ou de la levure de bière.

Les principales lésions qu'il a observées sont : légères ecchymoses sous-pleurales, extravasats sanguins sous l'endocarde du ventricule gauche, jamais dans les autres parties du cœur. L'auteur attache à ce fait une grande importance et dit l'avoir rencontré chez deux enfants morts d'érysipèle malin.

L'intestin présente les lésions les plus importantes. Lorsque la mort survient quelques minutes après l'introduction des substances putrides, on trouve des hypérémies partielles de la muqueuse stomacale et intestinale, surtout au niveau du pylore, du duodénum ou du jéjunum et du gros intestin. La mort survient-elle plus lentement, on trouve, comme chez les cholériques, un mucus rougeâtre qui devient d'autant plus foncé et plus consistant qu'on se rapproche davantage du gros intestin. Les crêtes des valvules conniventes sont rouges et gonflées. On rencontre de nombreuses ecchymoses au pylore et dans le colon ; quelquefois même ces extravasats s'ulcèrent. Bergmann appelle cette affection *entérite hémorrhagique.*

On observe en outre de nombreuses ecchymoses dans le péritoine et les ganglions mésentériques. Deux fois il y eut péritonite diffuse avec épanchement floconneux. La rate, saine dans quelques rares expériences, contenait habituellement des exsudats bien limités, de la grosseur d'une noisette et ne semblant pas de nature embolique.

Le foie et les reins sont habituellement congestionnés. Les centres nerveux semblent sains.

Fischer a rarement observé les ecchymoses sous la plèvre et l'endocarde.

MM. Coze et Feltz ont rencontré les altérations anatomiques suivantes chez les animaux qui ont succombé à l'infection par les matières putrides. Les tissus sont en général infiltrés ; les muscles et le système nerveux sont pâles ; quelques organes présentent des altérations intéressantes.

1° Les poumons sont toujours le siége d'un état congestif qui peut aller jusqu'à l'hépatisation ; des lobes entiers sont malades et l'on aperçoit quelquefois à la surface de l'organe des taches comme ecchymotiques.

2° Le foie et la rate sont ordinairement tuméfiés et d'une couleur foncée ; à l'examen microscopique on remarque une dégénérescence graisseuse.

3° Dans les reins on observe la même dégénérescence de l'épi-

51

thélium; on retrouve dans l'urine des manchons épithéliaux et
des cylindres fibrineux hyalins.

4° L'estomac est ordinairement rétracté et l'intestin largement
distendu par des gaz fétides. Chez les chiens, ils ont quelquefois
trouvé de l'hémorrhagie intestinale et l'infiltration, dans le péritoine, d'une sérosité rougeâtre.

Si nous résumons les résultats obtenus par les divers expérimentateurs, nous trouvons que les lésions anatomo-pathologiques
que l'on rencontre chez les animaux succombant à la septicémie
sont les suivantes :

Les *cadavres* des animaux atteints d'infection putride sont remarquables par la facilité avec laquelle ils se putréfient. Tous les
auteurs sont d'accord sur ce sujet.

Au niveau des injections sous-cutanées on rencontre des altérations locales dues aux propriétés phlogogènes des substances
employées : ce sont des abcès, des gangrènes, des phlegmons diffus, des œdèmes purulents etc. Bergmann dit avoir observé des
phlébites au niveau de la piqûre, tandis que Billroth prétend n'en
avoir jamais pu obtenir.

Les *muscles* ont quelquefois présenté des ecchymoses (Hemmer,
Trousseau et Dupuy).

Chaque fois que les matières putrides pénètrent en assez grande
quantité dans l'économie, le *sang* perd ses principales propriétés :
il est noir; le caillot se forme mal, est sans résistance; le sérum
ne se sépare pas nettement et reste imprégné de la matière colorante du sang (Piorry, Bouillaud, Magendie, Bergmann etc.).

D'après Vogel, le liquide sanguin deviendrait acide, et il s'y
développerait du carbonate d'ammoniaque et de l'hydrogène sulfuré. Il perdrait la propriété de se coaguler, et les globules celle de
se colorer au contact de l'air. On trouverait également, selon lui,
des différences dans la qualité et la quantité des matières extractives.

D'après MM. Coze et Feltz, il présenterait les caractères communs à toute infection :

Altération dans la forme et la consistance des globules rouges ;

Augmentation du chiffre des globules blancs ;

Présence d'un nombre plus ou moins considérable de bactéries ;

Une zone immobile.

L'appareil cérébro-spinal ne semble pas présenter d'altération constante, bien que Weber, Dupuy et Trousseau aient noté de l'hypérémie du cerveau, de la moelle et des méninges.

A. *Thorax.*

a) Cavités pleurales. On a noté quelquefois de l'épanchement séro-sanguinolent.

b) Cœur. La substance musculaire du cœur est habituellement saine. Quelques expérimentateurs ont observé, dans un assez grand nombre d'expériences, des ecchymoses sous l'endocarde et surtout dans le ventricule gauche (Gaspard, Leuret, Hemmer). Bergmann prétend les avoir toujours rencontrées dans ce ventricule et jamais dans les autres cavités du cœur. Il insiste sur ce fait et dit avoir retrouvé ces mêmes ecchymoses chez deux enfants morts d'érysipèle malin.

c) Poumons. Les ecchymoses sous-pleurales, l'engouement pulmonaire ne sont pas rares chez les animaux mis en expérience. J'ai moi-même obtenu, sur des lapins auxquels j'ai injecté de la sérosité putride, des ecchymoses sous la plèvre et de véritables hémorrhagies pulmonaires.

Stich considère les hémorrhagies intestinales seules comme effet de l'intoxication putride ; les extravasats sanguins du poumon sont regardés par lui comme consécutifs à l'asphyxie ou bien à l'embolie. Cette opinion, déjà combattue par Virchow, n'a pas rallié de partisans. On observe des ecchymoses ailleurs que dans l'intestin, et Stich lui-même en décrit dans les ovaires, bien qu'il eût opéré avec de la sérosité filtrée et évité l'embolie. Ces hémorrhagies multiples sont, en effet, dues très-probablement à une altération du sang, et, comme telles, peuvent se produire parfaitement en divers endroits.

L'injection de sérosité putride filtrée produit-elle des abcès métastatiques?

Bayle, Velpeau, Trousseau, Boyer, Sédillot ont tous trouvé dans leurs expériences des affections gangréneuses du poumon ou bien des abcès métastatiques.

Panum a repris la question à ce point de vue spécial et a cherché, par de nombreuses expériences, à déterminer le mode de production des abcès métastatiques. La question a une importance capitale sur laquelle il est inutile d'insister. Il fit, à cet effet, plusieurs séries d'expériences, combinant l'intoxication putride avec l'injection dans le torrent circulatoire de corps de diverse nature.

Comme Stich et Gaspard, lorsqu'il opérait avec des sérosités putrides bien filtrées, jamais il ne put produire d'abcès métastatiques, lors même qu'il associait à cette intoxication l'injection de corps inertes. Il ne considère pas comme inertes les globules de mercure avec lesquels Cruveilhier produit des abcès métastatiques : il résulterait, au contraire, de ses expériences, que le mercure exerce une action spéciale sur le parenchyme pulmonaire.

En injectant des substances putrides non filtrées, il a constamment obtenu des abcès métastatiques ; il en a également produit avec des caillots sanguins. L'injection de morceaux de fibrine imbibés de butyrate d'ammoniaque et de sulfure d'ammonium n'a jamais amené de suppuration.

Il résulterait de ces expériences que l'intoxication putride n'a pas d'influence sur la production des abcès métastatiques, qui seraient déterminés par la décomposition de l'embolus agissant comme irritant local.

De toutes ces recherches nous croyons qu'on est autorisé à conclure que l'intoxication putride pure est innocente de la production des abcès métastatiques.

B. *Abdomen.*

C'est du côté de la muqueuse intestinale que l'on rencontre les lésions les plus constantes observées à la suite de l'intoxication putride. Il y a une hypérémie très-marquée de la muqueuse stomacale au niveau du pylore ainsi qu'aux deux extrémités de l'intestin grêle, et qui disparaît vers la partie moyenne. Il y a également des suffusions sanguines, tant dans l'épaisseur des parois que vers la cavité intestinale.

Les valvules conniventes et les glandes de Lieberkühn sont les parties qui présentent la congestion la plus intense. Les ganglions mésentériques se congestionnent également, et il n'est pas rare de trouver de petits épanchements sanguins dans l'épaisseur de leur parenchyme. Quelques auteurs comprennent ces diverses lésions sous le nom d'*entérite hémorrhagique.*

La rate est habituellement ramollie, marbrée et présente de nombreuses ecchymoses. Le foie n'offre rien de spécial; quelques expérimentateurs décrivent des ecchymoses dans les autres viscères abdominaux.

Somme toute, les principaux accidents (congestions pulmonaire et intestinale) obtenus à la suite de l'intoxication putride artificielle semblent dus au passage accidentel d'une matière morbide dans le torrent circulatoire et conséquemment à une véritable maladie du sang.

Cette idée se trouve confirmée par l'altération constante du liquide sanguin et par les symptômes présentés, qui sont communs à toutes les maladies du sang : ecchymoses, pétéchies, hémorrhagies passives, stupeur, adynamie, vomissements, déjections alvines, sueurs fétides etc.

Étude clinique.

L'étude clinique de la septicémie est hérissée de difficultés. Cela tient en partie au peu d'attention qu'on a prêté à la question, en partie aux résultats souvent contradictoires fournis par l'expérimentation.

Au lit du malade, l'observation est beaucoup plus compliquée : les substances putrides peuvent déterminer des inflammations locales ; elles sont en même temps pyrogènes et phlogogènes. Ces substances sont de nature variable et pénètrent dans l'économie dans des proportions plus ou moins considérables.

Nous avons énuméré précédemment quelques-unes des conditions qui semblent influencer la production des accidents septicémiques, sans nous flatter de les avoir fait toutes connaître. Ces substances peuvent en outre se trouver mêlées à des particules solides, organiques ou inorganiques, qui viennent compliquer l'observation. Aussi n'avons-nous choisi pour exemples que les cas dans lesquels la septicémie pure apparaît dans toute son évidence. Dans un sujet aussi peu étudié, nous pensons qu'il faut mettre la plus grande circonspection et négliger les faits qui peuvent sembler douteux.

Tous les auteurs qui se sont occupés de la question ont cherché, pour faciliter leur travail, à faire une classification des accidents septicémiques.

Billroth, dans ses premiers travaux, décrit dans des chapitres différents la septicémie et la pyohémie. Dans son dernier article, il réunit dans une même étude la pyohémie et les fièvres d'infection septique et purulente.

56

Cette manière d'agir n'est pas faite pour jeter de la lumière sur ce sujet obscur, et nous pensons qu'il est utile de maintenir la distinction entre la septicémie et la pyohémie, bien qu'il existe entre ces deux espèces d'accidents des relations fréquentes qu'il serait important d'étudier d'une manière approfondie.

Nous rappellerons seulement que certains auteurs prétendent que la sérosité putride a une action dissolvante sur le thrombus, et que les abcès métastatiques auraient pour origine des embolies charriant le poison putride.

Roser divise les intoxications septicémiques du sang en quatre classes :

1° Septicémie traumatique primitive ;

2° Intoxication par du pus putride (infection putride secondaire autochthone) ;

3° Infection par poison cadavérique et humeurs analogues (plaies infectées) ;

4° Processus septiques spécifiques, zymotiques (pourriture d'hôpital, farcin etc.) ;

Stromeyer établit les divisions suivantes :

1° Décomposition putride suraiguë du sang avant la suppuration ;

2° Pyohémie aiguë au moment de la suppuration ;

3° Pyohémie subaiguë ;

4° Pyohémie chronique.

Pirogoff enfin établit sept catégories de fièvres septicémiques, selon les moments auxquels les accidents se manifestent.

M. Maisonneuve attribue la presque totalité des accidents chirugicaux, locaux et généraux, à des empoisonnements :

« Si les matières putrides ne pénètrent qu'à une profondeur modérée dans le tissu cellulaire, et si le travail inflammatoire qu'elles provoquent peut les cerner à temps par une couche de lymphe plastique qui les arrête et les empêche de s'infiltrer plus profondément, ce sera le *phlegmon circonscrit*.

« Si, par le fait de l'intensité de ses qualités délétères ou de son abondance, la matière septique n'est point arrêtée dans sa marche et qu'elle étende au loin ses ravages dans le tissu cellulaire, ce sera le *phlegmon diffus*.

« Si, détruisant la vitalité du tissu cellulaire lui-même et des tissus analogues, elle en détermine la gangrène ou la mort, ce sera le *phlegmon gangréneux*.

« Si, s'insinuant dans le réseau lymphatico-veineux de la peau, elle s'y propage de proche en proche, en provoquant une inflammation simple ou accompagnée de vésicules, de bulles, ce sera l'*érysipèle simple*, *ambulant*, *vésiculeux* ou *bulleux*.

« Si, pénétrant dans les orifices des vaisseaux lymphatiques, elle y provoque l'inflammation de leur membrane interne, de leurs ganglions, ce sera l'*angioleucite*, *l'adénite*, *le bubon*.

« Si c'est dans les veines elles-mêmes que ces matières putrides pénètrent, ce sera la *phlébite simple*, *oblitérante* ou *suppurée*.

« Si, enfin, ces matières arrivent, sous l'influence de certaines conditions exceptionnelles, à un degré de septicité excessif, comme dans les grands écrasements des membres, alors surtout que se trouvent réunies l'influence des pansements vicieux et celle d'une température humide et chaude, de l'encombrement, d'un état de prostration des forces vitales du malade, ce pourra être la *gangrène foudroyante*, dans laquelle on voit la désorganisation putride gagner non-seulement les liquides exsudés, mais les tissus solides plus ou moins broyés, mais les veines elles-mêmes et le sang coagulé dans leur intérieur, de sorte que les produits putrides liquides ou gazeux provenant des caillots renfermés dans l'intérieur des veines se trouvent portés directement dans le torrent circulatoire et déterminent la mort avec une extrême rapidité. »

Cette théorie, comme on le voit, comprend sous le nom de *septicémie* la presque totalité des complications des plaies. Elle est ingénieuse et séduisante; mais M. Maisonneuve n'apporte aucune preuve démontrant que ces inflammations locales (érysipèle, angioleucite etc.) sont dues à une action directe de la matière septique sur les différents éléments anatomiques de la plaie. Jusqu'à nouvel ordre, les phénomènes généraux dus à l'introduction dans l'économie des matières septiques doivent seuls leur être attribués. C'est de l'étude seule de ces phénomènes généraux que nous comptons nous occuper.

Les efforts tentés par tous ces chirurgiens démontrent la difficulté qu'il y a à classer les accidents que l'on comprend sous le nom générique de *septicémie*. Nous avons vu, à l'étude expérimentale de la putréfaction, les résultats contradictoires obtenus par les auteurs; cela tient sans doute à ce que le processus putride n'est pas unique, et à ce que les substances que l'on désigne en bloc sous le nom de *septiques* jouissent de propriétés virulentes plus ou moins intenses.

On a déjà cherché à faire des classes et à décrire les accidents particuliers à certaines intoxications, l'infiltration d'urine par exemple. La méthode la plus rationnelle serait évidemment d'étudier une à une les intoxications par les diverses substances septiques. Mais dans l'état actuel de la science cette étude est impossible, et l'on ne peut guère jeter qu'une vue d'ensemble sur les phénomènes résultant de l'introduction dans l'organisme de substances septiques.

Il est un certain nombre de traumatismes, notamment d'altérations osseuses, dans lesquels le blessé est pris d'accidents terribles qui entraînent rapidement la mort, et qui ne peuvent s'expliquer que par l'absorption de substances septiques. Les accidents, souvent tellement violents qu'ils emportent le malade au bout de vingt-quatre ou quarante-huit heures, ne peuvent guère être comparés qu'aux accidents résultant de l'introduction dans l'économie d'un virus.

S'il est vrai que l'on n'a jamais pu saisir l'agent virulent au moment de son passage dans le sang, il n'en est pas moins vrai également que le malade, par le fait de sa blessure ou de sa maladie, est exposé à une série d'accidents qui n'ont d'analogie qu'avec ceux que l'on observe dans les maladies virulentes. Cette septicémie suraiguë se montre de préférence dans un petit nombre d'affections dans lesquelles nous allons l'étudier. L'étude gagnera en clarté à être faite dans ces diverses affections; nous verrons s'il est possible de tirer quelques conclusions générales.

Fractures des membres.

Dans un mémoire lu à la Société de chirurgie en 1855, M. Gosselin insiste sur la gravité spéciale que peuvent présenter certaines fractures de l'extrémité inférieure du tibia et qu'il désigne sous le nom de *fractures en V.*

Les sujets atteints des fractures que M. Gosselin a présentées à la Société de chirurgie sont morts, les uns peu de jours après l'accident, les autres un peu plus tard, après avoir présenté les symptômes d'une fièvre grave.

Les premiers furent pris, au bout de vingt-quatre ou quarante-huit heures, de frissons, de fièvre intense avec délire et teinte ictérique de la peau, et sont morts quinze heures après. A l'autopsie on n'a trouvé aucune lésion viscérale, aucun abcès métastatique, pas de pus dans les veines.

Comparant les symptômes observés chez tous ces blessés à ceux qui se présentent dans les fièvres graves ou à la suite de plaies envenimées, M. Gosselin est conduit par le raisonnement et l'analogie à ces conclusions.

1° Que la maladie et la mort sont dues à une intoxication par des matières organiques putrides;

2° Que les os fournissent l'élément dont la décomposition ou l'altération au contact de l'air donne lieu à la matière toxique; cet élément est la substance médullaire.

M. Gosselin explique la gravité plus considérable de ces fractures par le mécanisme de la pénétration du fragment supérieur dans l'inférieur, ou par la pression violente qui, au moment de la torsion, est exercée par le premier sur le second; la substance médullaire est plus écrasée et plus meurtrie, par suite plus disposée à s'altérer consécutivement que dans les fractures transversales et obliques.

Dans la discussion qui suivit la lecture de ce mémoire, M. Giraldès, bien qu'il ne pût apporter de preuves matérielles à l'appui, attribue cependant à la lésion du tissu médullaire la production d'une matière virulente, capable de causer un vrai empoisonnement.

On a objecté à cette manière de voir que les plaies par armes à feu, malgré l'ébranlement communiqué à la moelle, sont rarement suivies de septicémie, et les adversaires de M. Gosselin attribuent le pronostic grave des fractures en V moins à l'étendue de la plaie et à la nature des tissus lésés qu'à une circonstance inconnue venant de l'individu lui-même.

La figure 1 représente le tracé thermométrique obtenu chez un malade de 48 ans atteint de fracture comminutive de la jambe, et qui mourut le quatrième jour en présentant une infiltration purulente de la jambe au début. A l'autopsie, on ne trouva aucune trace d'abcès métastatique.

Il est impossible de méconnaître dans ce cas l'analogie, pour ne pas dire l'identité que présente la marche de la température avec celle qu'on observe chez les animaux artificiellement intoxiqués. Sans nier que la fièvre puisse être due à d'autres causes qu'à l'absorption des substances pyrogènes, l'hypothèse d'une intoxication putride dans ce cas est certainement la plus rationnelle.

Nous avons sous les yeux la porte d'entrée constituée par la plaie contuse; les substances toxiques ont manifesté localement leur action en déterminant l'infiltration purulente du membre; leur action sur l'économie est indiquée clairement par le tracé fébrile.

Les accidents septicémiques se montrent à la suite de beaucoup d'autres fractures. Tous les chirurgiens connaissent la gravité de certaines fractures qui s'accompagnent d'emphysème, et dans lesquelles on voit survenir des phénomènes généraux très-graves. Le pouls devient petit, fréquent, intermittent, la respiration rapide et embarrassée; il y a de la diarrhée, des vomissements, du délire, et la mort survient dans un espace de temps très-court. Avant l'issue fatale, on voit l'état général réagir sur le membre affecté; il y a écoulement d'un liquide sanieux, roussâtre, fétide.

Dans ces cas on voit souvent se produire une coloration des parties avoisinantes de nature particulière, l'*érysipèle bronzé* de Velpeau, qui peut être attribué à l'action directe des substances septiques sur les éléments constituants de la peau.

Les plaies contuses des os semblent surtout favorables à la production d'accidents septicémiques. Le fait suivant, que nous avons eu l'occasion d'observer pendant notre internat chez M. Verneuil, en est un exemple remarquable.

OBSERVATION III.

Plaie contuse du coude. — *Septicémie aiguë.* — *Mort.* (Fig. 3).

L..., âgé de 25 ans, employé au chemin de fer du Nord, petite taille, bien musclé, bonne constitution, moral excellent, santé parfaite avant l'accident.

Le 7 novembre, le coude droit est pris entre deux tampons, et il entre à l'hopital Lariboisière, salle Saint-Louis, n° 14.

Le 8, à la visite du matin, le coude est gonflé, très-douloureux à l'exploration; l'examen le plus minutieux ne fait reconnaître ni fracture ni luxation. Au côté externe existe une petite plaie qui donne issue à une grande quantité de sang veineux. La peau est fortement contusionnée au pourtour de la plaie. L'irrigation continue est établie et amène beaucoup de soulagement, ainsi qu'une diminution notable du gonflement. Cependant la peau contuse se mortifie et on constate bientôt au côté externe de la jointure une eschare large de 3 à 4 centimètres et longue de 12 centimètres environ.

État général excellent ; point de douleur, point de fièvre. Cependant la suppuration commence à paraître sous l'eschare. M. Verneuil fait un débridement et constate une fracture de l'épicondyle. Il extrait une esquille.

Le 15. On remplace l'irrigation continue, qui fatiguait le malade, par un bain permanent dans un liquide désinfectant (eau additionnée d'un vingtième environ d'alcool camphré et de liqueur de Labarraque).

Le 20, au matin, la température est de 1° plus élevée que les jours précédents ; le malade a ressenti quelques douleurs. M. Verneuil, en explorant le foyer, trouve une nouvelle esquille beaucoup plus volumineuse que la précédente. Il en fait l'extraction en coupant avec les ciseaux quelques faisceaux du ligament latéral externe : c'est l'épicondyle presque entier qui est extrait. Sous l'influence de cette petite opération, la température monte très-rapidement, et dès le soir elle est à 40°. A partir de ce moment, le thermomètre ne descendit plus au-dessous de 38° et indiqua tous les soirs une élévation notable, l'écart entre le soir et le matin étant en moyenne de 1°.

Du 20 au 27, la fièvre est modérée ; il y a un peu de gonflement et de douleur dans le coude, une rougeur limitée au voisinage de la plaie, qui offrait d'ailleurs un bon aspect ; moral bon, fonctions organiques assez bien conservées. Cependant on constate du côté de l'olécrâne une tuméfaction circonscrite, douloureuse au toucher ; la fluctuation est évidente ; on fait le drainage. La douleur cesse ; la température redevient presque normale.

Le 29. Extraction d'un nouveau petit séquestre ; la fièvre reparaît.

Le 2 décembre. Le gonflement du coude et de la partie inférieure du bras offre les caractères d'un phlegmon érysipélateux ; la température monte le soir à 40°,4.

Le 3. Léger crachement de sang, sans toux, sans frisson, sans point de côté. L'examen de la poitrine ne révèle aucune lésion notable.

Dans la nuit du 3 au 4, malaise, vomissements bilieux ; le gonflement inflammatoire augmente.

Le 4. On administre le chloroforme et on fait la résection.

Le 5. Malaise, sueurs abondantes sans frisson préalable. Dans le cours de la journée, anxiété, étouffements, agitation, délire; le malade succombe à neuf heures du soir.

Autopsie, trente-sept heures après la mort, par une température froide. Décomposition très-avancée du cadavre.

La dissection du membre ne montre ni phlébite, ni angioleucite, ni phlegmon diffus, ni fusées purulentes.

La rate est volumineuse, ramollie; le foie en voie d'infiltration graisseuse assez prononcée; les reins gros, gorgés de sang.

Les *poumons, congestionnés* en totalité, remplissaient la cage thoracique et ne s'affaissaient pas lors de l'ouverture de la plèvre; on aurait pu croire à une véritable hépatisation; cependant, débarrassé, par une douce pression, d'un sang épais et d'un peu d'air, le parenchyme surnage; il n'existe pas de foyers apoplectiques évidents.

Cœur droit rempli de sang noir, demi-coagulé; au reste sain, aussi bien que les artères pulmonaires et le cœur gauche.

Nulle trace d'abcès métastatiques viscéraux, ni de collection dans les articulations ou le tissu conjonctif. Le cerveau et l'intestin n'ont pas été examinés.

Cette observation est remarquable par l'élévation de température qui suivit l'extraction de chaque séquestre et qui était produite par l'absorption nouvelle de substances pyrogènes.

L'observation suivante m'a été communiquée par mon excellent collègue et ami Rendu.

OBSERVATION IV.

Fracture compliquée de la jambe. — Phlegmon diffus gangréneux. — Mort.
(Service de M. Désormeaux.) Fig. 2.

Rocher, 35 ans, briquetier, est amené à l'hôpital dans la nuit du 22 mars. Quelques heures auparavant, occupé à descendre dans un caveau par une échelle, il tomba de cinq échelons. Dans sa chute, son pied se renversa en dehors et il se fit une fracture.

Le pied gauche est tourné en dedans et est incliné presque à angle droit sur la jambe. La face supérieure de l'astragale est tournée en dehors. Au niveau de la malléole externe se trouve une plaie de 4 à 5 centimètres. On constata avec facilité une luxation du pied en dehors avec fracture des deux malléoles.

Il y avait un faible écoulement de sang; les douleurs étaient modérées. La luxation est réduite et le membre placé dans un appareil à irrigation continue.

Dans la journée, le malade a eu deux frissons, sans claquements de dents et de quelques minutes de durée.

La nuit du 23 au 24, la fièvre a été assez violente; le malade a eu des rêvasseries et de l'agitation, malgré l'administration de 0gr,05 d'opium. La température monte à 39°,8. Le malade souffre peu de sa plaie, qui n'offre point de rougeur anomale.

Le soir, la fièvre est intense; le malade a eu encore un frisson avec une vive douleur au-dessus de l'articulation tibio-tarsienne. Il est agité et on constate un peu de rougeur autour de la plaie.

Le 25. La rougeur et le gonflement ont gagné la moitié de la jambe. Le malade a deux petits frissons.

Le 26. La rougeur a atteint le genou et on note quelques traînées rougeâtres à la face interne de la cuisse, avec de l'engorgement ganglionnaire au niveau du pli de l'aine. Rêvasseries toute la nuit.

Le 27. On fait à la jambe et à la cuisse de larges incisions qui donnent issue à du pus. Le soir, le malade a un frisson, et dans la nuit un délire violent, malgré l'administration de l'opium.

Le 28 et le 29. Le délire continue; le malade reconnaît les élèves, mais prononce des paroles incohérentes. Il ne souffre plus de son membre. Celui-ci se mortifie manifestement; des plaques bleuâtres gangréneuses apparaissent. Le soir, sueurs abondantes; la pupille droite est beaucoup plus dilatée que la gauche.

Mort le 30 à midi.

Autopsie. Au niveau de la fracture, on trouve un putrilage dans lequel on ne reconnaît plus aucun tissu, sauf des débris de tendons. Les os sont en partie nécrosés et injectés au voisinage de la fracture. Lésions ordinaires du phlegmon diffus sus-aponévrotique dans tout le membre.

Pas de fusée purulente dans les muscles, bien que la gaîne des péroniers soit ouverte.

Poumons très-congestionnés. Aucune trace d'abcès métastatique. Foie énorme, complétement graisseux, ce qui fait supposer que cet homme était alcoolique, bien qu'il l'eût nié de son vivant.

Atrophie de la portion périphérique des reins.

Rien au cœur ni au cerveau. La rate est molle, diffluente. Les intestins n'ont pas été examinés.

Les accidents ne revêtent pas toujours cette forme foudroyante ; quelquefois ils ne surviennent qu'après que la suppuration est établie. La marche de la maladie semble alors moins prompte et moins fatalement mortelle.

Fractures du maxillaire inférieur.

Les affections de cet os semblent prédisposer à la septicémie. Dans un Mémoire, lu à la la Société de chirurgie, M. Richet rapporte les observations suivantes :

OBSERVATIONS V, VI, VII.

Fractures du maxillaire inférieur. — *Septicémie.* — *Mort.*

En 1839, on apporte dans le service de A. Bérard, à l'hôpital Necker, un charpentier, homme fort et vigoureux, qui avait reçu un coup de poing dans une rixe. Le maxillaire inférieur était fracturé et le trait de la fracture presque vertical passait entre la première molaire et l'incisive du côté gauche.

Malgré tous les efforts, il fut impossible de maintenir les fragments en rapport. Du sang s'écoulait toujours par la plaie ; bientôt au sang succéda une sanie putride, puis du pus infect ; et un abcès se manifesta dans la région sus-hyoïdienne. Le malade, dont l'haleine était empestée et qui se plaignait vivement de l'odeur qu'il exhalait, fut pris de perte d'appétit, de diarrhée, de vomissements, de petits frissons irréguliers, puis maigrit rapidement, en même temps que sa peau prenait une teinte terreuse. Il finit par périr le seizième jour de son entrée à l'hôpital.

A l'autopsie aucun abcès métastatique dans les viscères ; rien', absolument rien dans le tube digestif ; aucune lésion, en un mot, qui pût donner l'explication de cette issue fatale. Le mot *infection putride* fut prononcé, mais on n'y attacha pas d'autre importance.

Un homme de 18 ans, est opéré par Velpeau, de bégaiement, par la section dans la cavité buccale des génioglosses très-près de leur attache aux apophyses geni. Le succès parut d'abord couronner cette tentative, mais bientôt le malade perdit l'appétit, maigrit, fut pris de vomissements, de diarrhée, de petits frissons irréguliers, de saignements de nez, en même temps que son haleine se corrompit et qu'une suppuration fétide et abondante remplissait sa bouche. Pendant la journée, il crachait les liquides empoisonnés, mais la nuit il les avalait. Le dépérissement allait s'aggravant chaque jour, on crut à une fièvre typhoïde, dont cependant les symptômes principaux faisaient défaut. Point de pétéchies, point de fièvre continue, point de gargouillement dans la fosse iléo-cæcale, point de stupeur, rien du côté des poumons. Lavages répétés de la bouche, purgatifs, toniques, rien n'y fit. Le malade succomba, et à l'autopsie on ne trouva ni abcès métastatiques, ni ulcérations intestinales, ni aucune autre lésion appréciable. Seulement on remarqua que les plaques de Peyer étaient un peu plus gonflées peut-être que de coutume, mais sans qu'aucune d'elles fût ulcérée. M. Richet nous a affirmé qu'il se souvenait parfaitement que ces glandes étaient congestionnées.

Un jeune homme de 24 ans reçut un coup de poing qui lui fractura le maxillaire inférieur au niveau du trou mentonnier.

Au bout de quelques jours, l'haleine était devenue infecte; du foyer de la fracture s'écoulait un pus fétide, sanieux. Bientôt il fut pris de frissons irréguliers, de saignements de nez, de malaises indéfinissables, de diarrhée, de vomissements, et il succomba le vingtième jour à partir de son entrée à l'hôpital.

A l'autopsie, aucune lésion dans les viscères; la seule chose que nous remarquons, c'est que la putréfaction cadavérique avait, dans les dix-huit heures qui nous séparaient de la mort, fait de très-rapides progrès.

M. Richet compare la nature des accidents qu'il a observés dans ces trois cas à ceux qu'on voit survenir chez les individus qui sont en proie à une vaste suppuration et qui périssent à la longue par la pénétration dans le sang des éléments putrides contenus dans le foyer. Ils n'en diffèrent que par la promptitude avec laquelle ils déterminent la mort, ce qui peut s'expliquer par la pénétration plus rapide et pour ainsi dire en masse des éléments infectants par le tube digestif et peut-être aussi par la respiration. M. Richet propose le nom d'*infection* ou *intoxication putride aiguë*.

Selon M. Chassaignac, on observe cet empoisonnement dans les caries et les nécrosés du maxillaire, ainsi que dans les inflammations aiguës souvent d'origine traumatique, donnant lieu à des abcès sous-périostiques aigus ou à une infiltration purulente.

Le fait suivant s'est présenté pendant notre internat chez M. Verneuil. Il a été recueilli par notre ami Péronne.

OBSERVATION VIII.

Périostite suppurée du maxillaire inférieur. — *Septicémie aiguë.* — *Mort.* — *Autopsie.*

T..., 42 ans, placier, entre le 17 mai 1868 dans le service de M. Verneuil, salle Saint-Augustin, n° 17. Il présente une tuméfaction énorme du côté gauche de la face remontant à six jours. Le malade est robuste ; aucune maladie antérieure. Dents cariées du côté malade. On diagnostique une périostite suppurée du maxillaire inférieur. Incision et drainage de la cavité buccale, le 18 mai.

Le 19. État général excellent. Ni sucre ni albumine dans les urines. Dans la journé, le malade est pris sans frisson d'un délire tranquille.

Le 20. Le délire continue, les symptômes locaux diminuent d'intensité, mais la peau est chaude, la langue sèche, le pouls à 112.

Le 21. Le délire persiste ; la face est rouge, animée ; les yeux saillants, injectés ; sueurs abondantes ; pouls 124 ; ballonnement du ventre, constipation. Il y a un peu d'albumine dans les urines.

Le 22. Le délire persiste. Pouls à 132. Sueurs profuses. Coma. Mort à onze heures du matin.

Notons qu'il n'y a eu aucune complication apparente du côté de la plaie.

Autopsie au bout de trente-six heures.

Hypérémie légère du cerveau et du cervelet, qui présentent une consistance un peu plus ferme qu'à l'état normal.

Congestion uniforme occupant tout le parenchyme des deux poumons, simulant l'hépatisation rouge. Cependant ils crépitent et surnagent. Pas d'abcès métastatiques. Rien du côté du cœur.

Dans toute l'étendue de la grande courbure de l'estomac, on constate des *taches ecchymotiques* d'un rouge vif, dont les unes ont jusqu'à 2 centimètres de diamètre et qui ne disparaissent pas sous l'influence d'un lavage.

Rien dans l'intestin. Le foie est un peu congestionné. Il en est de même des reins, qui présentent quelques ecchymoses sous leur enveloppe fibreuse. La rate est très-diffluente et a une couleur brun foncé.

Suppurations.

A la suite de l'ouverture d'abcès par congestion, il n'est pas rare de voir survenir la septicémie. Les malades sont pris de diarrhée, de vomissements, de fièvre, et meurent souvent dans un espace de temps très-court. On a cherché, dans ces cas, à expliquer la production des accidents par l'action de l'air, qui déterminerait une décomposition de l'albumine que ces abcès renferment en grande quantité. Mais l'observation est complexe à cause de l'inflammation des parois qui survient d'ordinaire. Certains abcès articulaires sont également suivis d'accidents septicémiques lorsque le foyer vient à se trouver en contact avec l'air.

Un jour ou deux après son ouverture, le foyer purulent devient le siége de douleurs très-vives; la peau qui le recouvre est brûlante; le pus qui en sort a une odeur plus ou moins fétide. Le diachylon, l'eau blanche exposés à la vapeur de ce pus noircissent; on obtient toutes les réactions de l'ammoniaque et de l'hydrogène sulfuré. Le malade perd l'appétit et sent ses forces abattues. Après un temps variable, il éprouve des frissons suivis d'une fièvre continue, ordinairement avec sécheresse de la peau, bouche amère, envies de vomir, sommeil pénible, abattement des forces. Quand la fièvre redouble, les frissons se prolongent, la chaleur qui leur succède est suivie d'une transpiration abondante; la diarrhée s'établit et les malades meurent.

Si l'on ouvre le cadavre, on ne trouve ni phlébite ni abcès métastatique du poumon ou des autres viscères. M. Bonnet fait remarquer que les selles sont extrêmement noires et que le canal digestif est du haut en bas rempli par un matière noire, dont il attribue la coloration à une supersécrétion biliaire. Il est à regretter que l'examen plus approfondi de ces matières n'ait pas été fait : on eût peut-être découvert que cette coloration était due au sang.

On pourrait peut-être expliquer par la résorption de substances septiques la différence que présentent les phénomènes généraux dans le phlegmon simple et le phlegmon diffus. Pour ce dernier cas, les substances septiques ne sont pas isolées par une membrane protectrice et se trouvent en rapport direct avec les espaces intercellulaires.

Parmi les affections chirurgicales des os, il en est deux qui sont remarquables par la gravité de leurs symptômes et leur terminaison souvent fatale. Nous voulons parler de la périostite phlegmoneuse diffuse et de l'ostéomyélite aiguë.

M. Chassaignac, dans un Mémoire lu en 1853 à l'Académie des sciences, fait une étude comparative du phlegmon diffus, de l'ostéomyélite et des abcès sous-périostiques aigus. Il rassemble en une seule classe ces affections qui présentent tant d'analogies par l'ensemble de leurs symptômes, l'étendue et la gravité des désordres qu'elles produisent, le caractère en quelque sorte fatal qu'elles présentent dès leur début. Il propose de leur donner le nom de *typhus des membres*.

Que voyons-nous se produire dans les cas graves?

La fièvre est d'une intensité extrême; elle est caractérisée par une chaleur mordicante à la peau, un pouls plein, résistant, s'élevant à 120 ou 140; la langue est blanche, l'appétit nul, la soif vive. L'épigastre est quelquefois le siége de vives douleurs qui s'accompagnent de vomissements; le ventre peut se ballonner, puis une diarrhée se déclare, très-rebelle et ne cédant à aucun des moyens usités en pareil cas. Le système nerveux est profondément troublé; la nuit, survient un véritable délire. Cette période ressemble complétement à une fièvre typhoïde grave, et tous les auteurs qui se sont occupés de la question placent la fièvre typhoïde en tête du diagnostic à établir.

Dans une période plus avancée, la dépression se prononce de plus en plus; la peau, toujours chaude et sèche, devient pâle, le pouls toujours fréquent se déprime, le facies est anxieux ou exprime la stupeur, la langue est fuligineuse. L'amaigrissement est rapide, les traits s'étirent, le malade meurt.

Le pus est rarement de bonne nature; ordinairement il est sanieux, fétide et mélangé de flocons albumino-fibrineux. M. Chassaignac insiste beaucoup sur la fétidité primitive du pus; il l'attribue à la nature putride de l'affection, qui détermine ainsi la décomposition et le sphacèle des parties au niveau de l'abcès.

Un autre caractère important, d'après M. Chassaignac, est la présence presque constante dans le pus des globules huileux qui ne seraient autres que le suc huileux des os.

Ces globules, auxquels on a donné une importance exagérée, manquent dans un grand nombre de cas. Dans un travail publié récemment par M. Bœckel, nous trouvons une observation d'ostéo-périostite phlegmoneuse du tibia droit terminée par une septicémie aiguë, sans qu'on ait trouvé de globules huileux dans le liquide sanieux roussâtre qui s'est écoulé par l'incision.

D'après M. Bœckel, la périostite phlegmoneuse a une marche ordinairement aiguë et peut se terminer à la fin du deuxième ou troisième jour par septicohémie foudroyante. La fièvre, selon lui, est causée par la résorption des liquides septiques épanchés sous le périoste ou dans la cavité médullaire : aussi indique-t-elle toujours l'existence de ces liquides en l'absence de toute sensation de fluctuation.

On trouvera de précieux renseignements sur les accidents consécutifs à l'ostéomyélite dans le Mémoire de M. Tharsile Valette. Ces accidents présentent la plus grande analogie avec les précédents.

Gangrènes.

Que voyons-nous se produire dans certains cas de gangrène ? Tantôt il y a des phénomènes adynamiques avec prostration, insensibilité, stupeur, subdelirium ou coma; le pouls est faible, petit, la face pâle. Le malade est couvert d'une sueur froide, visqueuse, il a des lipothymies; sa langue est sèche, fendillée; quelquefois il y a des excrétions fétides noirâtres. Tantôt les accidents ataxiques prédominent : le malade a un délire violent, du hoquet, des soubresauts de tendons, une soif vive, la langue sèche, des nausées, des vomissements, quelquefois de la diarrhée. Le pouls est dur, fréquent; la peau sèche, brûlante. Parfois ces accidents sont mélangés; d'autres fois ils se succèdent, et alors les malades meurent ordinairement dans l'adynamie.

Ces accidents ne s'observent pas dans tous les cas de gangrène. On les voit se produire, le plus ordinairement, à la suite de plaies contuses, mais seulement quand la putréfaction a commencé et que les liquides putrides sont formés, absorbés et mêlés au sang. Quelquefois dans les gangrènes suite de brûlure. Dans les gangrènes sèches, il y a ordinairement absence d'accidents, à cause de la suppression de la circulation artérielle.

Nous tenons l'observation suivante de notre excellent maître M. le professeur Richet.

OBSERVATION IX.

Plaie du doigt. — Septicémie aiguë. — Mort.

Un homme, matelassier, se présente à l'hôpital de la Pitié, pour une légère plaie du doigt indicateur. C'est une plaie par écrasement de la phalange unguéale gauche, sans qu'on arrive à constater de fracture.

Cet homme, bossu, d'apparence chétive, semble cependant jouir d'une bonne constitution. Il n'est pas buveur.

Depuis quinze à dix-huit jours, cet homme allait, venait; à peine s'occupait-on de lui, si ce n'est pour lui prescrire de temps à autre un changement de pansement (d'abord de l'eau, puis du cérat, de la glycérine, enfin un pansement par occlusion).

Un jour, quand on sortit son doigt du pansement par occlusion, il était verdâtre. M. Richet attribua cette coloration au sulfure du plomb du diachylon.

Le lendemain, le malade était pris de délire furieux, de jactitation; sa parole était brève, saccadée; cependant ses réponses étaient justes; pouls 130, langue sèche, visage vultueux, expression faciale anxieuse.

La plaie est livide, sanguinolente; il n'y a plus de bourgeons charnus; la pulpe phalangienne est noirâtre, comme déchiquetée. Le doigt lui-même est peu gonflé, mais il présente une coloration livide, marbrée, striée; des bandes rouges, cuivrées, verdâtres, sillonnent les téguments, puis se prolongent sur la face dorsale de la main et de l'avant-bras, jusqu'à la face interne du bras. Ces veines n'étaient point turgescentes, mais vides et aplaties. Entre ces réseaux, la peau et le tissu cellulaire avaient conservé leurs caractères normaux; absence d'œdème et d'empâtement.

Le creux axillaire ne présentait pas le moindre engorgement ganglionnaire; il y avait absence complète de douleur, soit à la pression, soit lors des mouvements spontanés.

M. Richet diagnostiqua un empoisonnement virulent ou septique dû à l'absorption des liquides putrides de la gangrène. Le malade mourut dans la journée.

Autopsie faite douze heures après la mort, par une température de 10 degrés au-dessous de zéro.

Les marbrures du doigt et du membre sont très-marquées; elles se sont étendues à tout le reste du corps. Les téguments sont comme injectés; ces lésions sont tout à fait analogues à celles qu'on observe par les temps chauds, lorsque les cadavres commencent à se putréfier.

Le doigt est enlevé pour être examiné à part.

Le membre thoracique ne présente pas la moindre trace d'épanchement ou d'infiltration dans le tissu cellulaire.

Les artères sont libres, saines; les veines ne présentent pas de caillots; elles contiennent un sang liquide, couleur lie de vin.

Léger épanchement séreux dans les cavités pleurales.

La surface pulmonaire est comme emphysémateuse; son bord antérieur est rougeâtre. Le bord et la face postérieure sont gorgés de liquide à gauche et à droite, du sommet à la base, et le tissu offre dans bon nombre de points une consistance et une densité plus grandes qu'à l'état normal. L'incision en laisse écouler une abondante quantité de sang couleur lie de vin, défibriné, infiltré dans le tissu pulmonaire. Il n'y a pas de pneumonie, car le poumon crépite et surnage. M. Richet est frappé de la perte de cohésion du tissu pulmonaire, qui se laisse facilement déchirer.

Rien dans les artères ni les veines pulmonaires. La rate, le foie, l'intestin ne présentent rien de notable. Le cerveau et la moelle épinière sont injectés.

Le doigt présente des granulations et des leucocytes, comme dans les plaies anciennes, avec des gouttelettes graisseuses abondantes. Les artères sont friables au voisinage de la plaie ; on trouve quelques caillots dans les artérioles. Les parois veineuses sont modifiées par le travail inflammatoire ; la gaîne musculaire a disparu, les tuniques moyenne et externe sont modifiées, il n'y a plus d'épithélium ; on trouve au centre des caillots des granulations polyédriques en régression graisseuse.

Cette observation ne peut certainement, à aucun point de vue, être regardée comme un cas d'infection purulente. Rien dans les symptômes, rien dans les lésions, n'autorise cette hypothèse, tandis qu'on est frappé de l'analogie que présentent les phénomènes avec ceux qu'on observe à la suite de plaies empoisonnées.

M. Maisonneuve rapporte le fait suivant :

Un homme de 28 ans avait eu la jambe broyée. Le lendemain, la gangrène s'était emparée du membre, et le tissu cellulaire était emphysémateux jusqu'à la région de l'aine. Au moment où, pour combattre cet emphysème, M. Maisonneuve pratiqua des scarifications profondes sur différents points, il constata l'issue de bulles nombreuses de gaz par l'orifice des veines que le bistouri venait d'ouvrir. Toutes les précautions furent prises pour éviter l'illusion : on saisit avec deux pinces l'orifice d'une des branches de la saphène, et, la tenant isolée, on put constater la réalité du phénomène. Le malade mourut dans la nuit. A l'autopsie, pratiquée vingt-huit heures après la mort, on vit que le foyer gangréneux était bien le point de départ des gaz et que ceux-ci circulaient librement dans les veines.

Cette observation devint la base d'un Mémoire que M. Maisonneuve lut à l'Académie des sciences et dont nous allons résumer les traits principaux.

D'après ce chirurgien, dans une certaine variété de gangrène traumatique (grangrène foudroyante), des gaz peuvent se développer dans l'intérieur des veines pendant la vie des malades.

Ces gaz peuvent circuler avec le sang et déterminer un empoisonnement mortel.

Cette gangrène survient ordinairement à la suite des fractures compliquées de plaies, lorsque la cause vulnérante, par la violence de son action, a produit une profonde désorganisation des tissus, ou bien quand des épanchements considérables de sang infiltré dans les parties molles se trouvent en communication directe avec l'air extérieur. Alors, en effet, le sang sorti de ses vaisseaux ou bien même les tissus broyés par la contusion, n'ayant plus en eux-mêmes des conditions organiques suffisantes pour continuer à vivre, se putréfient sous l'influence de la chaleur, de l'air et de l'humidité; leur prompte décomposition donne lieu à la formation de gaz putrides qui s'infiltrent dans les interstices celluleux, et leur contact délétère achève d'éteindre les forces vitales dans des parties déjà frappées de stupeur à la suite de la commotion.

Toutes ces causes donnent à la fermentation putride une activité terrible; aussi ne tarde-t-elle pas à englober dans son mouvement destructeur les parties même complétement saines. C'est ainsi que les muscles, le tissu cellulaire, les vaisseaux sont frappés de mort. Mais là, malheureusement, ne se borne pas le travail de mortification.

Dans les veines sphacélées, le sang se coagule, puis bientôt, participant à la décomposition générale, le caillot se putréfie et donne lieu à la formation de gaz putrides. Ceux-ci, contenus par les parois vasculaires, ne tardent pas à briser les faibles adhérences du caillot, pénètrent jusqu'au sang liquide, se mélangent avec lui et, se trouvant entraînés dans son mouvement circulatoire, vont porter la mort dans tous les rouages de l'organisme.

Faut-il rapporter à l'absorption de substances septiques certains cas de mort rapide avec élévation de la température, consécutifs à certaines brûlures? La diarrhée pendant la vie, les affections secondaires des poumons, les hypérémies de divers organes surtout du tube digestif et qu'il est impossible d'expliquer par l'abolition des fonctions cutanées, semblent autoriser cette hypothèse. Nous n'avons eu l'occasion d'observer dans cet ordre de faits qu'un enfant de 12 ans atteint de brûlures très-étendues. Il mourut au bout de quelques heures en présentant une élévation considérable de la température. L'autopsie ne put être pratiquée.

Nous rapprochons des faits de gangrène foudroyante l'observation suivante de M. Raimbert, lue le 6 août 1862 à la Société de chirurgie.

OBSERVATION X.

Un jeune soldat de 19 ans se tire un coup de feu à poudre sous la mâchoire inférieure le 14 octobre. Le 18, on aperçoit une petite eschare grisâtre, au-dessous de laquelle, dans une grande étendue, les tissus sont tuméfiés, œdémateux, d'une résistance médiocre et donnant la sensation de pâte ferme.

Le 21. Le pouls est peu développé, mou, très-dépressible; pas de céphalalgie, le malade a des vertiges.

Le 22. Diminution du gonflement. Le malade a des nausées et vomit de temps en temps ses boissons; le décubitus latéral gauche est impossible. Sensation générale de malaise extrême, constipation, douleurs de ventre, besoin d'aller à la selle, sans pouvoir le satisfaire. Limonade purgative.

Le 22. Le malade a été plusieurs fois à la selle; quelques portions de la surface grisâtre détachée par le cataplasme laissent à nu de petits points rougeâtres. Pouls imperceptible, teinte violacée de la face, agitation, malaise extrême. Mort à 10 heures du soir.

Autopsie le 24, seize heures après la mort. Toute la partie postérieure du tronc est d'une teinte violacée; la tache grisâtre faisant relief sous la mâchoire a pris une teinte brune par suite de son exposition à l'air. Elle est constituée par l'épiderme boursouflé, que le grattage ou un scalpel enlève facilement, en mettant à nu le derme, qui a une teinte d'un bleu violâtre.

La peau n'est pas encore transformée en véritable eschare, mais ses propriétés vitales ont dû être profondément modifiées.

Le tissu cellulaire sous-cutané est infiltré de sang noir à demi-coagulé. Il laisse échapper une odeur qui, sans être celle de la gangrène, en approche cependant. Cette odeur, assez forte d'abord, s'affaiblit promptement et n'est plus perçue à distance au bout de quelques instants.

Les vaisseaux veineux du cou, surtout à droite, sont gorgés d'un sang noir, fluide, qui, étendu en couche très-mince, offre une teinte violâtre.

Les deux tiers postérieurs des deux poumons offrent une légère teinte violacée; ils sont congestionnés, mais crépitants et sans aucune infiltration sanguine ou séreuse. On voit sourdre des vaisseaux incisés un sang noir et épais.

Les cavités du cœur contiennent une petite quantité de sang de même nature.

La surface interne de l'estomac est d'un rose légèrement violâtre. Dans sa moitié droite, on y observe deux ou trois taches de la largeur d'une lentille, plus ou moins saillantes et d'une couleur rouge plus ou moins foncée allant même jusqu'au noir. Elles sont produites par une infiltration sanguine dans l'épaisseur de la muqueuse stomacale.

La muqueuse, ramollie, s'enlève facilement et laisse dans le tissu sous-jacent une tache de couleur rouge en rapport avec la quantité de sang infiltrée, mais plus claire que la petite tumeur. Dans le grand cul-de-sac il existe de petites taches noires saillantes, larges comme de petites têtes d'épingles; elles y forment une sorte de pointillé noir.

Les mêmes taches ou pustules se retrouvent dans l'intestin grêle, à partir de la seconde portion du duodenum. Elles occupent le plus souvent les valvules conniventes, et sont d'autant moins nombreuses et plus éloignées les unes des autres qu'on les observe plus loin de la partie supérieure de l'intestin; on en rencontre jusqu'auprès du cœcum.

Celles de la partie inférieure sont moins foncées et moins saillantes que celles de la partie supérieure, elles ne constituent plus que de simples taches. Sur tous ces points la muqueuse est ramollie et s'enlève facilement. Le mucus intestinal a une couleur rougeâtre dans le jejunum et brun verdâtre dans l'ileum.

Tous les ganglions mésentériques sont gorgés de sang noir. La rate a une coloration normale; elle est flasque. Le foie paraît sain, les muscles sont violâtres.

Le 25. On inocule dans l'aisselle d'un fort lapin un ganglion mésentérique infiltré de sang noir, ainsi qu'un fragment de tissu cellulaire pris à la peau de la région cervicale la plus infiltrée de sang noir. Suture de la plaie. Le lendemain, la suture est rompue. L'animal résiste à cette inoculation, dont il paraît à peine souffrir. Le même lapin, ayant été inoculé le 10 novembre avec un petit fragment de pustule maligne, a succombé au bout de trois jours.

Il y a eu évidemment chez ce militaire un empoisonnement à la suite d'une violente contusion ; l'analogie des symptômes et des altérations avec ceux produits par le virus charbonneux ou l'inoculation de matières putrides en témoigne.

Septicémie puerpérale.

Il y a longtemps qu'on a comparé l'état des nouvelles accouchées à celui des malades qui portent des plaies en suppuration. La surface interne de la matrice se trouve même dans des conditions très-favorables à l'absorption de substances déposées sur elle.

M. Luroth et M. Danyau, dans leurs thèses inaugurales sur la métrite gangréneuse, avaient déjà fait remarquer la rapidité avec laquelle survenaient les accidents mortels.

A une époque peu éloignée de l'accouchement, ou même immédiatement après, les femmes ressentent dans la région de l'utérus, et par la pression exercée sur cet organe, une très-vive douleur. Les lochies sont supprimées ou moins abondantes ou normales ; quelquefois elles sont fétides.

La circulation est accélérée ; la chaleur est grande et sèche ; la respiration fréquente. Les nausées et les vomissements peuvent se montrer au commencement ; mais c'est ordinairement plus tard qu'on les observe. La diarrhée est primitive ou succède à une constipation passagère. L'intelligence peut rester intacte, mais quelquefois il survient assez promptement un délire sourd et tranquille. Bientôt un ensemble de symptômes très-graves annonce la fin prochaine. Le pouls devient petit, imperceptible ; la peau se refroidit et se couvre d'une sueur visqueuse. Parfois les urines, les matières fécales, les lochies sont d'une fétidité extrême, et les malades meurent.

Dans les observations citées par M. Danyau, les malades sont mortes l'une 14, l'autre 26 heures après l'accouchement; deux ont survécu deux jours et une trois jours à l'apparition des accidents locaux. Dans aucun cas il n'y a eu d'abcès métastatique.

D'après M. Dubois, « dans la fièvre puerpérale, il y a toujours viciation du sang; mais l'origine de cette viciation n'est pas facile à préciser, et il est en tout cas douteux qu'elle soit toujours la même. La putréfaction de quelque caillot retenu dans la cavité utérine, en contact avec des orifices veineux béants à l'intérieur de l'utérus, donne lieu à la formation de quelque produit toxique, dont une seule molécule peut déterminer l'empoisonnement du sang. »

M. Dumontpallier décrit également l'infection putride à la suite de l'accouchement.

Dans un certain nombre de cas, dit-il, il y a des symptômes d'infection générale, rapide, sans collection purulente dans les veines utérines, mais avec altération sanieuse, gangréneuse de la matrice, sanie abondante et d'une grande fétidité dans la cavité utérine; les sinus utérins sont béants, les veines utérines renferment une matière sanieuse et fétide.

Plus récemment, M. Saugier[1] a recueilli huit observations de gangrène de la matrice; sept de ces malades succombèrent dans l'espace de quelques jours en présentant les symptômes généraux que nous venons de mentionner.

Piqûres anatomiques.

Ce serait ici le lieu de parler des accidents consécutifs aux piqûres anatomiques. Nous avons été étonné, en cherchant les documents pour élucider cette question, de voir combien peu ces accidents ont préoccupé les esprits. Le travail le plus complet que nous ayons trouvé est celui de Roser[2], qui a réuni 42 cas,

[1] *Thèses de Strasbourg*, 1867.
[2] *Arch. d. Heilkunde*, 1866.

dont 19 suivis de mort. Dans ces 19 cas, cinq fois seulement l'autopsie fut pratiquée, et cela très-superficiellement. Ainsi on trouve, pour toute indication pneumonie ou exsudats pleurétiques. Impossible, par conséquent, d'avoir une donnée certaine à ce sujet.

L'auteur divise les accidents en lymphangite, inflammations locales, érysipèle, tubercule anatomique, phlébite, métastases pyohémiques et infection du sang sans inflammation locale. Cette dernière classe d'accidents ne serait autre que la septicémie.

Les accidents consécutifs à ces piqûres seraient des plus intéressants à connaître; ils constitueraient une véritable étude expérimentale sur l'homme. Malheureusement nous n'avons pas trouvé une seule observation complète et qui permît de tirer des conclusions certaines.

Fièvre uréthrale.

Nous rappellerons à ce sujet que M. Sédillot attribue à l'absorption de l'urine normale ou altérée les accidents graves qui suivent parfois le cathétérisme. Les accidents sont surtout caractérisés par l'extrême prostration, l'adynamie, le délire, la peau terreuse, la fuliginosité et la rapidité de la mort du troisième au sixième jour.

Nous retrouvons ces mêmes idées dans la thèse de M. de Saint-Germain.

Dans un travail récent publié dans la *Gazette hebdomadaire*, M. Verneuil étudie les causes de la mort rapide dans les maladies chirurgicales. Il rapporte six observations de mort par congestion et apoplexie pulmonaire. Nous allons les analyser succinctement.

OBSERVATION PREMIÈRE.

Conjonctivite. Application de sangsues derrière l'oreille ; le surlendemain, érysipèle ; mort dans la nuit. *Congestion générale intense des poumons. Foyer apoplectique dans le poumon droit.*

OBSERVATION II.

Elle a été rapportée tout au long plus haut (p. 61).

OBSERVATION III.

Malade de 72 ans. Lymphangite du membre inférieur, suite d'écorchure, abcès lymphatiques sous-cutanés. Le dixième jour de son entrée, il est pris de vomissements avec ballonnement du ventre, fièvre, et succombe trois semaines après le début de sa lymphangite.

Les muqueuses intestinale et stomacale sont injectées dans presque toute leur étendue et présentent une teinte lie de vin. Ni hémorrhagie intestinale ni sang dans la cavité digestive.

Le long de la grande courbure de l'estomac, dans l'étendue de 5 à 6 pouces, les vaisseaux gastro-épiploïques sont perdus dans un épanchement sanguin, irrégulièrement cylindrique, ayant la forme et le volume d'une grosse sangsue, qui va s'effilant vers le pylore. L'infiltration est récente. *Congestion des deux poumons,* qui laissent échapper à la coupe un sang épais, poisseux. A droite, la congestion est allée jusqu'à l'apoplexie ; car on trouve en plusieurs points des foyers multiples, mal limités, variant du volume d'une noisette à celui d'une grosse noix.

OBSERVATION IV.

Homme de 72 ans. Hernie volumineuse incarcérée. Mort le lendemain de son entrée à l'hôpital.

Le sac herniaire contient une anse de 25 centimères, appartenant à l'S iliaque et ne présentant pas la moindre altération ; puis une anse d'intestin grêle offrant dans toute son étendue une coloration rouge sombre, tout à fait semblable à celle des ecchymoses récentes. Cette coloration est due à une suffusion sanguine qui envahit toutes les couches de l'intestin et envahit l'épaisseur de ses parois. Aucune trace de péritonite ; l'épiploon compris dans la hernie est complétement sain.

Les deux poumons sont fortement congestionnés et offrent la même coloration ecchymotique que l'anse intestinale; en plusieurs points, du côté gauche, on trouve des noyaux apoplectiques de forme tout à fait récente.

OBSERVATION V.

Fracture simple du péroné droit. Alcoolisme. *Delirium tremens* le cinquième jour. Mort rapide. *Congestion et apoplexie pulmonaire.*

Dans son travail, M. Verneuil fait remarquer qu'entre la blessure et la mort sont survenues des complications générales. Les véritables causes, selon lui, ont été l'érysipèle, la lymphangite, la septicémie, le delirium tremens, la pyohémie et cet état mal déterminé consécutif à l'incarcération d'une anse intestinale.

Si nous considérons l'analogie que présentent les lésions pulmonaires et intestinales avec celles qui ont été obtenues chez les animaux à la suite de l'injection de matières putrides et avec celles que présentent les individus atteints d'affections attribuées à une altération du sang (pneumonémie typhohémique), il est difficile de ne pas les rapporter à une maladie générale.

Les lésions anatomo-pathologiques, les symptômes observés pendant la vie permettent de considérer ces malades comme atteints de septicémie aiguë.

Que voyons-nous se produire dans tous les faits que nous venons de rapporter?

A la suite de traumatismes qui ne semblent présenter entre eux aucune relation étiologique, il peut survenir des accidents formidables et rapidement mortels. Ces accidents s'observent dans les plaies des parties molles aussi bien qu'à la suite des lésions osseuses, avant comme après la production du pus. Cependant ils paraissent se montrer de préférence à la suite de violences considérables et dans les plaies contuses exposées à l'air.

Ils surviennent habituellement dans les premiers jours qui suivent le traumatisme et amènent la mort du malade dans un temps qui varie d'un à quinze jours.

Les faits que nous avons rapportés mettent hors de doute que ces accidents sont dus à l'absorption de matières toxiques. Quant aux matières absorbées, tout ce qu'on en peut dire, c'est qu'elles sont très-variables et que toutes sont des éléments anatomiques plus ou moins altérés, privés de vie et ayant sans doute subi un travail de putréfaction quelconque.

Les symptômes présentés par les malades indiquent, dès l'abord, une complication grave dans leur état.

Lorsque le malade présente une plaie, elle prend une teinte grisâtre, les bourgeons charnus s'affaissent, l'écoulement diminue, devient sanieux, fétide. Souvent il se développe simultanément des inflammations locales variées. Cet état est habituellement précédé de quelques frissons passagers et peu intenses. Il est très-rare d'observer le frisson violent qui dénote l'invasion des accidents pyohémiques. Les malades sont pris d'une fièvre intense, Le pouls devient dur, fréquent, quelquefois irrégulier, avec accélérations notables le soir. Il reste fréquent même dans les cas où la température s'abaisse. La soif est vive, l'appétit nul.

Les malades offrent une chaleur mordicante de la peau. Si l'on vient à placer un thermomètre dans l'aisselle, on constate une élévation subite, considérable de la température, ce qui coïncide bien avec les résultats obtenus sur les animaux. La température reste ordinairement élevée jusquà la fin, en présentant quelques rémissions le matin.

Billroth a observé quelques faits rares où, au contraire, la température se trouvait considérablement abaissée, ce qu'il explique par la présence plus considérable, dans les matières absorbées, de substances dont l'injection sur les animaux amène un abaissement de la température.

Heubner, dans un travail récent, a cherché à démontrer qu'il existe un certain nombre de types d'évolution pour les maladies pyohémiques. Telle n'est pas l'opinion de Billroth, et les faits que nous avons recueillis ne sont point d'accord avec cette hypothèse.

Il n'existe pas de type de fièvre pour la septicémie.

Les troubles nerveux sont d'ordinaire très-marqués. Au début, le malade accuse peu de douleur au niveau de la plaie, quelquefois on observe un peu de céphalalgie. Il a habituellement un délire tranquille, répond aux questions qu'on lui adresse d'une voix tremblante et peu assurée ; souvent il montre un optimisme de mauvais augure. La nuit, il ne peut dormir, ou bien, lorsqu'il s'assoupit, il est tourmenté par des rêvasseries. Dans certains cas, le délire peut être furieux, soit d'emblée, soit après avoir traversé la période que nous venons de décrire. A ce délire succède ordinairement de la prostration, du coma, et la mort survient.

Les phénomènes du côté du tube digestif sont habituellement très-marqués. Les dents se couvrent de fuliginosités, la langue est sèche et fendillée. Les vomissements et le hoquet sont signalés chez beaucoup de malades. Souvent ils ont de la diarrhée ; quelquefois cependant on note de la constipation ; mais presque toujours, vers la fin, les selles sont liquides.

Les malades présentent parfois une teinte ictérique peu intense.

Quelquefois ils ont de la dyspnée ; les urines sont rares et ne renferment pas d'albumine.

Fréquemment on voit se produire des hémorrhagies, tantôt par la plaie, tantôt par les muqueuses (nasale, intestinale).

Les malades meurent dans un temps qui peut varier de 1 à 15 jours à partir du début des accidents.

Somme toute, les accidents ataxo-adynamiques présentent la plus grande analogie avec ceux que l'on observe dans les fièvres graves.

Nous avons dû nous attacher, pour la description de la septicémie aiguë, à des cas types où l'autopsie venait corroborer le diagnostic et lui donner une certitude absolue. Il est probable, il est certain même, que la septicémie ne présente pas toujours cette gravité et n'entraîne pas fatalement la mort. L'observation attentive des faits, sur lesquels on n'a pas assez attiré l'attention, permettra seule d'élucider la question.

Les lésions les plus fréquentes, à l'autopsie, sont la congestion pulmonaire et les ecchymoses dans l'épaisseur des parois de l'estomac et de l'intestin grêle, lésions analogues, sinon identiques à celles que l'on produit chez les animaux auxquels on injecte des substances putrides.

L'analogie que présentent les symptômes avec ceux que l'on rencontre dans l'urémie, la fièvre typhoïde, le scorbut, le charbon, permet d'admettre qu'ils sont dus, comme dans ces aftions, à une altération du liquide sanguin. L'analogie que présentent les lésions avec celles que l'on provoque artificiellement sur des animaux dont on altère le sang, établit d'une manière certaine la vérité de cette hypothèse.

Il est un point qui reste obscur et difficile à déterminer, c'est la nature de la substance septique. Cette substance n'est évidemment pas la même dans tous les cas, et il suffit de jeter les yeux sur les observations que nous avons rapportées pour se convaincre de la différence qui existe entre les diverses substances toxiques. On ne peut admettre l'identité de la matière qui, dans les fractures en V, même lorsqu'elles ne sont pas exposées à l'air, détermine la mort en vingt-quatre heures et celle qui produit les accidents, dans les cas de fracture du maxillaire, par exemple.

Nous négligeons à dessein l'étude des rapports qui peuvent exister entre la septicémie et la pyohémie.

On a cherché, dans ces derniers temps, à expliquer la production des accidents par l'embolie graisseuse.

Wagner a réuni dans un travail consciencieux une série d'observations dans lesquelles il a rencontré des embolies graisseuses. S'appuyant sur ces faits, il a cherché à établir une nouvelle théorie sur la pyohémie.

Une première série de malades comprend 15 cas et se rapporte à des fractures compliquées. Wagner fait observer que ce sont les affections où l'embolie graisseuse se montre le plus fréquemment. Les veines provenant de la partie malade présentaient presque toujours des altérations (endo- ou périphlébites); rien de semblable ne s'observait dans les lymphatiques.

La deuxième série comprend 10 malades atteints d'embolie graisseuse à la suite d'inflammations ou de suppurations des os ou de parties molles riches en graisse (périostites aiguës, métrites puerpérales etc.). Il admet, pour ces affections, la théorie de Roser sur la production des accidents dans l'ostéomyélite : l'inflammation déterminerait une augmentation de pression dans le canal médullaire, et la moelle liquide serait exprimée à travers les canalicules sous le périoste, où elle se trouverait dans toutes les conditions favorables d'absorption. On voit que cette théoriese rapproche beaucoup de celle de M. Chassaignac, qui accorde une grande influence au suc huileux sur la production des accidents.

Dans ces deux catégories, l'auteur dit avoir toujours rencontré des abcès métastatiques au niveau des embolies graisseuses.

Dans les observations suivantes, au contraire, les abcès métastatiques ont manqué. Nous trouvons 14 cas de violences traumatiques considérables suivies de mort rapide : ici encore, les causes les plus fréquentes sont les lésions osseuses, telles que de violentes contusions des os, des chutes d'un lieu élevé etc.

Dans plusieurs cas, Wagner a trouvé de la graisse dans les veines; jamais dans les lymphatiques ni dans les ganglions.

L'auteur a cherché à reproduire ces mêmes phénomènes sur les animaux, en fracturant les os et en ébranlant la moelle. Quand la graisse seule était absorbée, il n'a jamais observé d'abcès métastatiques, mais presque toujours de l'hypérémie pulmonaire.

Les six dernières observations d'embolie graisseuse se rapportent à des suppurations chroniques, le plus souvent à des abcès par congestion. Dans ces cas également, on n'a pas observé d'abcès métastatiques.

En jetant un coup d'œil d'ensemble sur le travail de Wagner, on voit qu'il en ressort ce fait intéressant qu'à la suite de certaines lésions suivies de mort plus ou moins rapide il se forme dans divers organes des embolies graisseuses. Dans certains cas elles peuvent déterminer des embolies lobulaires, mais alors les embolies ne sont pas simples et se compliquent de l'absorption de substances ichoreuses.

Le second travail au sujet de l'embolie graisseuse appartient à Busch. Les recherches entreprises par cet auteur ont été provoquées par l'observation suivante :

Le 2 juin 1864, se présente à l'hôpital un homme atteint de fracture de la jambe avec une plaie non communiquante. Son état général n'inspirait aucune inquiétude, quand le lendemain il tomba dans un état de faiblesse très-prononcée, dans le coma, et mourut au bout de trente-six heures, sans que la plaie présentât un mauvais aspect.

L'autopsie fut faite par Recklinghausen. La cavité médullaire du tibia est remplie de sang coagulé; hypérémie de la substance compacte avec infiltration sanguine du périoste et des parties molles ambiantes; ailleurs aucune infiltration, aucune suppuration.

Épanchement séreux peu abondant dans la plèvre et le péricarde. Quelques rares ecchymoses à la face externe du cœur; il y en a également sous l'endocarde, qui présentent à leur centre une petite tache blanchâtre.

La muqueuse intestinale est saine.

Dans les capillaires, les artérioles et les veinules de tout le corps, notamment du cerveau, des conjonctives, du cœur, du poumon, du foie, du rein, des muscles, de la peau, on trouve des globules graisseux, transparents, alternant avec l'injection sanguine de ces canalicules. Les capillaires du poumon présentent surtout ces oblitérations; une faible partie de ces vaisseaux reste perméable. Le centre des ecchymoses sous-endocardiques est constitué par un capillaire rempli de graisse.

Ces embolies graisseuses avaient déjà été étudiéee par Virchow, Cohn, Panum, Zenker (*Beiträge zur normalen und patholog. Structur der Lunge*, 1868, p. 31). Busch reprit ces idées et chercha à déterminer la nature et la valeur de la présence de la graisse dans les capillaires.

Par une série d'expériences que nous avons relatées précédemment, il démontra que ces embolies ne sont dues ni à l'agonie, ni à la dégénérescence des capillaires. Il les a toujours observées à la suite de l'ébranlement de la moelle osseuse. L'absorption se ferait principalement par les vaisseaux sanguins, et accessoirement par les lymphatiques déchirés. La pression qui déterminerait l'introduction des substances septiques dans le torrent circulatoire serait due à l'hémorrhagie artérielle qui se ferait dans l'intérieur de la cavité médullaire.

A cette première observation, Busch en ajoute six autres, dont voici l'analyse succincte :

OBSERVATION II.

Homme de 45 ans. Fracture du bassin. Mort après quatre heures. Embolies graisseuses du poumon ; quelques-unes se remarquent dans les glomérules de Malpighi et dans le cerveau.

OBSERVATION III.

Homme avec écrasement du pied. Mort après cinq jours. Rien dans les organes. Quelques embolies graisseuses du poumon.

OBSERVATION IV.

Homme de 52 ans. Fracture compliquée de la jambe droite. Amputation au lieu d'élection. Après dix jours : frissons, vomissements, diarrhée, douleurs abdominales. Mort le 13e jour. Embolies graisseuses du poumon.

OBSERVATION V.

Fracture de la jambe droite. Mort le 9e jour.

OBSERVATION VI.

Fracture des condyles du fémur. Mort le 6e jour.

OBSERVATION VII.

Fracture du col du fémur. Mort le 15e jour.

Dans ces trois derniers cas il y eut également des embolies graisseuses dans le poumon.

En réunissant ces faits à ceux qu'il a rencontrés de divers côtés, Busch établit la statistique suivante :

Fractures.	24
Périostite aiguë et ostéomyélite	3
Endométrite et métrophlébite	4
Abcès aigus dans des tissus riches en graisse.	4
Carie et abcès par congestion.	1
Carie osseuse, rupture de l'abcès dans le genou.	1
Inflammation suppurative du genou. . . .	1
Gonitis suppuré	1
Rupture de l'estomac et du foie. . , . .	1
Ramollissement cérébral avec abcès dans les muscles, le cœur, le foie, les reins . . .	1
Marasme sénile	1
Abcès de la jambe	1
Total. . . .	43

Comme on le voit dans ce tableau, les fractures sont les causes les plus fréquentes de ces embolies graisseuses. Dans le plus grand nombre des cas, la fracture était incontestablement le point de départ de ces embolies. Chez les uns, la mort arriva sans suppuration ; dans d'autres cas, au contraire, après la production du pus.

Il combat la théorie de Wagner, qui pense que la graisse prise dans un foyer purulent et déposée dans les viscères amène une hypérémie collatérale, de l'hémorrhagie et une inflammation circonvoisine (abcès métastatique). Busch, s'appuyant sur ce que ces embolies se produisent surtout dans les fractures compliquées, plus rarement dans les périostites aiguës, les arthrites etc., considère surtout la moelle osseuse comme la principale substance absorbée. Il pense qu'elle pénètre dans l'économie en nature par les vaisseaux de la substance. Pour lui, la graisse ainsi absorbée produirait des ecchymoses et des hémorrhagies, mais seulement des apoplexies capillaires. La graisse n'est pas une substance phlogogène, elle est incapable de produire des abcès métastatiques; chaque fois que l'on constaterait ces abcès, ils seraient le résultat de l'absorption, à la surface de la plaie, de produits putrides.

D'après l'auteur, la formation rapide de ces embolies, surtout dans le cerveau et le cœur, peut amener des morts subites; mais ce mécanisme serait très-rare.

Quelles conclusions tirer de ces travaux intéressants? L'embolie graisseuse est-elle une cause de pyohémie? La graisse absorbée est-elle une substance septique ou bien le véhicule qui sert à transporter la substance toxique dans le torrent circulatoire? Ces questions sont impossibles à résoudre et nécessitent de nouvelles recherches. Cependant nous pouvons dire que l'absorption à la surface des plaies n'est plus une hypothèse, mais un fait démontré. Ces travaux donnent une grande autorité à la théorie de la septicémie[1].

---

[1] Notre travail était complétemeut terminé lorsque nous avons eu connaissance d'une thèse récemment soutenue à la Faculté de médecine de Strasbourg (1869) par M. Mulot. L'auteur rapporte au long l'observation de Busch, ainsi que deux autres cas d'embolie graisseuse recueillis dans les services de M. Sédillot et de M. Michel. L'un des malades était atteint d'une fracture comminutive de la jambe, l'autre de congélation des pieds.

L'auteur a fait une série de quatorze expériences, en injectant directement de l'huile dans le sang, en broyant la moelle osseuse ou bien en fracturant des tibias de lapin. Les résultats obtenus ne sont pas concluants: ainsi on n'a pu observer d'embolies graisseuses qu'à la suite d'injection d'huile dans le sang soit directement, soit par l'intermédiaire de la cavité médullaire.

Ces recherches confirment les résultats de Busch et de Wagner. Elles démontrent qu'il est possible de trouver, dans certains cas de mort presque subite, des embolies capillaires provenant des parties atteintes par le traumatisme. Nous croyons, jusqu'à preuve du contraire, que ces cas d'embolie graisseuse doivent être séparés nettement des cas de septicémie aiguë.

Septicémie hétérochthone.

Dans la doctrine de la résorption purulente ou putride, les accidents sont considérés comme tirant leur origine de la plaie elle-même. Cependant, depuis longtemps déjà, on avait remarqué la gravité beaucoup plus considérable que présentent les plaies dans les hôpitaux qu'à la campagne. Cette différence tient en grande partie au milieu ambiant dans lequel se trouve plongé le blessé. Les autres causes que l'on a invoquées, telles que le régime, les habitudes etc., n'ont qu'une influence secondaire.

Tous les pathologistes admettent que, sous l'influence de l'encombrement et de l'entassement des malades, l'air se vicie. Cette altération, qui est peu connue et peu déterminée, semble avoir lieu par l'addition à l'air d'un élément nouveau de nature organique, plutôt que par l'altération chimique de ses principes constituants. Certains auteurs fondent sur ce mode d'intoxication leur théorie sur la pyohémie, qu'ils considèrent alors comme une véritable *infection* purulente.

Toute infection suppose un foyer d'où se dégagent les particules délétères qui manifestent leur présence par leur action sur l'économie. On a beaucoup disserté sur la nature de ces particules, sans être arrivé à aucune donnée bien précise.

Nous ne nous occuperons également ici que des accidents généraux, laissant de côté les complications locales des plaies résultant des propriétés délétères du milieu ambiant.

Récemment (1868) M. Herrgott, dans un discours prononcé à l'ouverture de la Clinique chirurgicale de Strasbourg, a donné un aperçu général très-exact de tous ces accidents chirurgicaux et des rapports qu'ils présentent entre eux.

Pour M. Bouchardat, le miasme spécifique ne serait autre chose qu'un virus desséché sous forme de poussière, transmis par l'air au lieu d'être transmis par l'inoculation.

M. Lemaire (Paris 1868) a recueilli dans les chambrées de caserne et les casemates, le matin, une certaine quantité d'air. Il a reconnu des bactéries, des vibrions et de petits corps diaphanes, ovoïdes, qu'il considère comme des microzoaires et des microphytes en voie d'évolution. Selon lui, ces animalcules prendraient naissance à la surface de la peau, principalement dans les parties où s'accumulent les liquides excrémentiels.

Laissant de côté la nature de ces miasmes, cherchons à quelles causes d'infection peut se trouver soumis un blessé dans une salle d'hôpital.

L'homme sain comme l'homme malade exhale des miasmes qui peuvent infecter l'atmosphère. L'activité de ces miasme est en raison directe du nombre des malades, de l'étroitesse du local, du défaut de ventilation etc.

L'odorat fait souvent reconnaître cette viciation de l'air : la sensation désagréable que l'on éprouve en entrant le matin dans une salle de malades ne laisse aucun doute à cet égard.

Dupuytren [1] avait remarqué que, dans une salle de 200 malades confiés à ses soins, l'air n'avait nulle odeur repoussante, et nulle complication n'entravait la marche des maladies.

Lorsque nos désastres de 1814 et 1815 forcèrent à élever le nombre des malades à 250 ou 300, aussitôt l'odorat faisait découvrir dans l'air des qualités nouvelles et bientôt on voyait survenir la pourriture d'hôpital et des fièvres de mauvais caractère.

Chaussier a démontré que de toutes les substances animales l'humeur perspirée par les poumons est celle qui se décompose le plus vite. Elle s'accumule dans l'air, se putréfie, et c'est elle qui donnerait en grande partie l'odeur que l'on remarque en en-

---

[1] *Rapport à l'Institut*, 1825, p. 59.

trant le matin dans un local où ont reposé un certain nombre de malades.

A ces substances il faut ajouter, dans les salles de chirurgie et d'accouchements, les parties volatiles provenant des plaies et de la décomposition des différentes substances mises en contact avec elles. Aussi tous les observateurs ont-ils remarqué que l'air s'altère plus rapidement dans les salles de chirurgie et d'accouchement que dans celles où l'on traite les maladies qui rentrent dans le domaine de la pathologie interne.

Les molécules infectantes dissoutes ou suspendues dans l'atmosphère se trouvent en contact avec les diverses surfaces absorbantes.

Nous avons vu précédemment que la peau et la muqueuse digestives sont peu favorables à l'absorption. Nous allons revenir sur l'absorption des miasmes par la surface pulmonaire et par la plaie.

I. *Surface pulmonaire.* C'est par elle que s'introduisent les principes de la peste, du typhus, du choléra etc.

Les émanations putrides peuvent exercer une action foudroyante sur les individus qui s'exposent à leur action. Ambroise Paré rapporte qu'en découvrant le lit d'un pestiféré pour panser un bubon que ce malade avait dans l'aine et deux charbons fort considérables qui étaient placés au ventre, il fut saisi d'une odeur si fétide, qu'il tomba par terre à l'instant même, comme frappé de mort; puis il se releva tout étourdi, ses forces revinrent peu à peu, il éternua neuf ou dix fois, eut un épistaxis et n'éprouva aucun accident consécutif.

J'ai rapporté précédemment d'autres faits de même nature.

En résumé, quoi que Parent Duchâtelet ait pu dire de l'innocuité des émanations provenant des matières animales ou végétales en putréfaction, les miasmes putrides peuvent développer des accidents plus ou moins graves; les plus fréquents s'observent vers les organes digestifs, depuis l'inappétence et le simple embarras gastrique jusqu'au flux dysentérique et au choléra. D'autres fois ce sont des symptômes d'infection générale, de fièvres pestilentielles, des accidents plus ou moins semblables à ceux que MM. Gaspard et Bouillaud ont provoqués chez les animaux en leur injectant des matières putrides dans les voies circulatoires.

Chez un certain nombre de malades, on voit l'absorption se faire par cette voie, et la plaie ressent le contre-coup de cette intoxication. Il faut dire cependant qu'il n'est pas venu à notre connaissance d'exemple de septicémie aiguë produite de cette manière.

II. *Plaie.* Quelle est l'influence que les miasmes peuvent exercer par la plaie sur l'état général?

Tout le monde connaît l'action que les substances putrides peuvent exercer sur celles qui n'ont pas encore subi le travail de putréfaction. Les viandes pourries enfermées dans une armoire avec des viandes saines en hâtent singulièrement la putréfaction.

Peu d'études expérimentales ont été faites sur ce mode d'infection.

Dans trois expériences, Billroth dépose dans des plaies faites à des chiens de la ouate imprégnée de substances putrides et de pus desséché. L'élévation de température est presque insignifiante. Dans cinq autres expériences, il injecte, soit dans les veines, soit dans le tissu cellulaire, du pus desséché et amène toujours une notable élévation de la température.

De ces expériences, l'auteur conclut que :

1° Les substances putrides et le pus desséchés possèdent les mêmes propriétés pyrogènes que les sérosités putrides et le liquide purulent ;

2° Les propriétés phlogogènes deviennent moins intenses par suite de la dessiccation.

Hemmer a également inoculé, dans le tissu cellulaire, le résidu de sérosité putride desséchée. Il n'a obtenu aucun résultat, soit que la quantité de poison fût trop faible, soit qu'il en pénétrât trop peu dans le torrent circulatoire.

L'observation suivante, qui nous a été communiquée par notre excellent collègue et ami Reverdin, nous semble démontrer la possibilité de l'absorption par la plaie de miasmes putrides.

OBSERVATION XI.

Un garçon, âgé de 17 ans, entre le 4 octobre 1869 salle Saint-Jean, n° 13 (service de M. Guyon). On lui avait extrait au mois de juin la deuxième phalange du gros orteil pour une carie de cet os. Il lui était resté une petite fistule qui nécessitait son retour à l'hôpital. On le place à côté d'un malade atteint de gangrène du moignon à la suite de lymphangite.

On explore la fistule avec un stylet, qui rompt quelques vaisseaux et détermine un léger écoulement de sang. Dès le lendemain, le malade est pris de lymphangite partant de sa fistule; la jambe se tuméfie d'une manière extraordinaire; bientôt il se forme une large eschare sur le dos du pied. Le malade présente tous les signes d'un vaste phlegmon diffus. Des incisions multiples donnèrent issue à de la sérosité roussâtre, sanguinolente. Le malade est pris de diarrhée et de vomissements. Ces accidents semblaient avoir cédé à une médication appropriée, lorsque, le 7 novembre, le malade se plaint d'une violente oppression, et meurt le lendemain.

L'autopsie fut pratiquée le lendemain, à dix heures du matin. Les deux plèvres et le péricarde présentent des épanchements de sérosité sanguinolente, très-fluide. Les poumons sont blanchâtres, sans abcès métastatiques.

Pas de signes de péritonite.

La capsule du foie est soulevée par de petites bulles de gaz, qui ont également déprimé la surface propre du foie; les dépressions subsistent à la coupe.

La rate est volumineuse. Rien de spécial du côté des reins. Aucun épanchement dans les articulations.

Le malade a-t-il été intoxiqué dans ce cas par le stylet mal nettoyé, ou bien l'exploration avec l'instrument et le léger écoulement de sang ont-ils placé la plaie dans des conditions favorables à l'absorption? Sans en avoir de preuve bien certaine, nous pensons cependant que toutes les probabilités se trouvent en faveur de la seconde hypothèse. Nous rappellerons, à ce sujet, qu'il existe quelquefois dans les hôpitaux de véritables épidémies d'infection purulente, dans lesquelles, quelque soins de propreté que l'on puisse prendre, les malades sont atteints d'accidents quand ils présentent les plaies les plus simples et les plus bénignes.

Nous ne nous arrêterons pas plus longtemps à la question de la septicémie hétérochthone aiguë. Si ces accidents existent, ils sont en tous cas rares. Roser lui-même, qui a soutenu avec tant d'acharnement que la pyohémie est une maladie miasmatique, regarde la septicémie comme une intoxication du sang par les éléments que fournit la plaie.

Bibliographie.

ALEXOPOULO, Thèses de Paris, 1863. De l'infection purulente (septicémie aiguë).

BÉAL, Thèse de Paris, 1868.

BŒCKEL, Gaz. méd. de Strasbourg, 1869.

BOURDON, Revue médicale, 1841.

BERNARD DES BARREAUX, Thèses de Paris, 1825.

BOURREAU, Thèses de Paris, 1856.

BOYER, Gaz. méd. de Paris, 1834.

BAYLE, Revue médicale, 1826.

BUSCH, Virchow's Archiv, 1866.

BICHAT, Anatomie générale.

BOUILLAUD, Revue médicale, 1825.

    —   Traité des fièvres essentielles, 1826.

    —   Nosographie médicale, 1847.

BATAILHÉ, Comptes rendus de l'Académie des sciences, 1863.

BÉRENGER-FÉRAUD, Traité des fractures en V, 1864.

BONNET, Gaz. méd. de Lyon, 1855.

    —   Traité des maladies articulaires, t. II.

BILLROTH, Arch. für klin. Chir., t. II, VI et VIII.

BUBNOFF, Centralblatt für med. Wissenschaften, 1867.

BERGMANN, Das putride Gift. Dorpat 1868.

BOURCY, Thèses de Paris, 1855.

COHNHEIM, Virchow's Archiv, t. XL.

COZE et FELTZ, Gaz. méd. de Strasbourg, 1866 et 1869.

CHASSAIGNAC, Gaz. méd., 1854.

    —   Comptes rendus de l'Académie des sciences, 1853.

    —   Des fractures compliquées, p. 81.

    —   Traité de la suppuration, passim.

    —   Gaz. des Hôpitaux, 1865.

CRUVEILHIER, Dict. de méd. et de chir. pratiques (phlébite).

CHOUVET, Thèses de Paris, 1865.

CASTELNAU et DUCREST, Mém. de l'Académie des sciences, 1846.

DUMONTPALLIER, Thèses de Paris, 1857. De l'infection purulente et putride chez les nouvelles accouchées.

DARCET, Thèses de Paris, 1842.

DUPUY, Arch. générales de méd., 1826.

DUPUY et TROUSSEAU, ibid., 1826.

DANCE, ibid., 1828.

DEMARQUAY, Gaz. des Hôpitaux, 1856.

— Gaz. médicale, 1860.

DANYAU, Thèses de Paris, 1829.

DOLBEAU, Thèses d'agrégation de Paris, 1860

DAVAINE, Nouveau dict. encycl. (Bactérie).

DUPUYTREN, Leçons orales, t. IV.

DAUVIN, Thèses de Paris, 1831.

DIARD, Thèses de Paris, 1828.

GROSS, System of surgery, 1864.

GRISOLLE, Thèses d'agrégation de Paris, 1838.

GUÉRARD, Thèses de Paris (?)

GAUTIER, Thèses d'agrégation de Paris, 1869.

GERDY, Chirurgie pratique.

GENDRIN, Sur la nature et la cause prochaine des fièvres, 1823.

GASPARD, Journal de physiol. de Magendie, 1822 et 1824.

GUÉNIOT, Union médicale, 1864.

GOSSELIN, Mém. de la Société de chir., t. V, 1863.

— Bulletin de la Société de chir., 1855, 1856 et 1857.

— Gaz. des hôpitaux, 1855.

HEMMER, Exper. Studien über die Wirkung faulender Stoffe auf den thier. Organismus, 1866.

HERGOTT, Sur le traumatisme. Strasbourg, 1869.

JOCHMANN, Beob. über die Körperwärme in chron. fieberhaften Krankheiten. Berlin 1853.

LEGALLOIS, Journal hebdomadaire, 1829.

LEURET, Arch. gén. de médecine, 1826.

LABBÉ, Gaz. des Hôpitaux, 1867.

LEMAIRE, Comptes rendus de l'Académie des sciences, 1863 et 1864.

LUROTH, Thèses de Strasbourg, 1827.

LISTER, The Lancet, 1867.

LOUVET, Thèses de Paris, 1867.

Magendie, Journ. de physiol. de Magendie, 1823.

— Union médicale, 1852.

Monnneret et Fleury, Compendium de médecine (septicémie).

Maisonneuve, Comptes rendus de l'Académie des sciences, 1853 et 1866.

— Gazette médicale, 1853.

— Union médicale, 1869.

Maréchal, Thèses de Paris, 1828.

Malgaigne, Gaz. des Hôpitaux, 1845.

Morel-Lavallée, Bulletin de la Soc. de chir., 1861.

Mulot, Thèse de Strasbourg, 1869.

Nichet, Gaz. méd., 1831.

Ollier, Traité de la régénération des os, 1867.

Ollivier, Arch. gén. de médecine, 1830.

Piorry, Traité des altérations du sang.

— Pathologie médicale.

Panum, Virchow's Archiv, 1862.

Pitha et Billroth, Handb. der allgemeinen und speciellen Chirurgie (pass.).

Pirogoff, Grundzüge der allgemeinen Chirurgie.

Pasteur, Comptes rendus de l'Académie des sciences, 1863 et 1864.

Richet, Gaz. des Hôpitaux, 1865.

Roche, Sanson et Lenoir, Nouveaux éléments de pathologie médico-chirurgicale, 1844.

Roser, Arch. der Heilkunde, 1863 à 1867 (passim).

Stoltz, Arch. gén. de médecine, 1827.

Saint-Germain, Thèses de Paris, 1861.

Schuh, Medizin. Jahrbücher. Vienne 1862.

Sédillot, De la pyohémie, 1849.

— Comptes rendus de l'Académie des sciences, 1861.

Stich, Annalen der Charité. Berlin 1853.

Schweninger, Bayer. ärztl. Intelligenzblatt, 1866.

Stattford, Lond. med. chir. Rewiew, 1837.

Sabatier, Thèses de Strasbourg, 1865.

Tessier, L'Expérience, 1838 et 1841.

Thoinnet, Thèses de Paris, 1859.

Tchausoff, Arch. von Langenbeck, 1869.

Vogel, Virchow's Handbuch der spec. Pathol., 1854.

Valette, Bulletin de la Soc. de chir., 1855.

VOILLEMIER, Journal des connaissances méd.-chir., 1836 et 1840.
VERNEUIL, Gaz. des Hôpitaux, 1855 et 1865.
— Gaz. hebdomadaire, 1869.
— Mémoire lu au Congrès scientifique de Paris, 1867.
VIRCHOW, Pathologie cellulaire.
— Med. Reform, 1848.
— Gesammelte Abhandlungen, 1856.
WAGNER, Arch. der Heilkunde, 1862 et 1865.
WEBER (O.), Arch. für klin. Chir., t. V.
— Deutsche Klinik, 1864 et 1865.

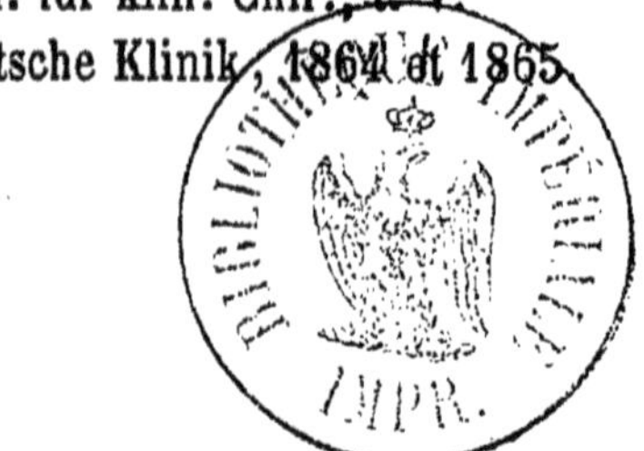

www.ingramcontent.com/pod-product-compliance
Ingram Content Group UK Ltd.
Pitfield, Milton Keynes, MK11 3LW, UK
UKHW020940140726
13695UKWH00003B/1108